大国医小传

马玉芳 主编

中国中医药出版社

·北京·

图书在版编目（CIP）数据

大国医小传 / 马玉芳主编 . —北京：中国中医药
出版社，2020.7
ISBN 978 – 7 – 5132 – 5747 – 3

Ⅰ . ①大⋯　Ⅱ . ①马⋯　Ⅲ . ①中医学—医学家—生平
事迹—中国　Ⅳ . ① K826.2

中国版本图书馆 CIP 数据核字（2019）第 220686 号

中国中医药出版社出版

北京经济技术开发区科创十三街 31 号院二区 8 号楼
邮政编码　100176
传真　010–64405750
河北品睿印刷有限公司印刷
各地新华书店经销

开本 880×1230　1/32　印张 8.25　字数 183 千字
2020 年 7 月第 1 版　2020 年 7 月第 1 次印刷
书号　ISBN 978 – 7 – 5132 – 5747 – 3

定价　39.80 元
网址　www.cptcm.com

社 长 热 线　010–64405720
购 书 热 线　010–89535836
维 权 打 假　010–64405753

微信服务号　zgzyycbs
微商城网址　https://kdt.im/LIdUGr
官 方 微 博　http://e.weibo.com/cptcm
天猫旗舰店网址　https://zgzyycbs.tmall.com

如有印装质量问题请与本社出版部联系（010–64405510）

《大国医小传》编委会

作者简介

　　马玉芳，宁夏医科大学中医学教授、中医内科主任医师；中华中医药学会名医学术思想研究分会常委。1991年毕业于北京中医药大学中医系。1992年9月至1993年7月在北京中医药大学跟随鲁兆麟教授学习《中医各家学说》《中国古代哲学》等研究生课程。2003年1月至2007年9月从事第三批全国名老中医药专家学术经验继承工作，并通过国家人事部、卫生部、中医药管理局考核出师。从事高等中医院校经典课程讲授与研究工作、社区医师"中医养生保健医师培训"工作、中医内科临床与研究工作等近30年。发表专业研究论文20余篇。参编国家高等医学教育中医类教材5部，其中担任科学出版社教材《中医各家学说》副主编2部。参编学术专著10部，其中担任宁夏人民出版社《未刻本叶氏医案》主编。

内容提要

　　本书以广博的古籍文献资料为参考依据，遵循中医药学术发展的历史脉络，精选了不同历史时期、不同临证方向、不同研究领域的最具代表性而又名垂青史的中医药大家、专家和名家共32位，并以他们流芳百世的传记名言为章节题目，以故事为体裁，运用通俗易懂的语言、图文并茂的方式介绍了历代著名中医药学家（包括养生、内科、外科、妇科、儿科及针灸等）励志从医、开拓创新、著书立说、承上启下的学术影响与贡献。全书内容覆盖传统中医理、法、方、药各个方面。为了便于理解，凡涉及专业的术语、名称、技术等内容在相关链接加以解释。这是一部展示中医药理论、实践与智慧的雅俗共赏的科普读物，也是中医药文化走入普通课堂的教学参考书。

序　言

　　中医药源于实践，几千年来对人类健康的贡献是巨大的。中医药文化蕴含着丰富的哲学思想和人文精神，是我国传统文化的瑰宝。将中医药知识在一定的地区、一定的范围内进行推广，使其大众化，对弘扬中医药文化意义重大。2007年"中医中药中国行"大型科普宣传活动启动仪式在北京启动，拉开了全国性大型中医中药科普宣传活动的序幕。

　　宁夏医科大学是宁夏地区唯一一所医学高等院校，中医学院承担着全省中医药教育工作。2017年中医学被确定为第一批国内一流学科。为了更好地发挥中医药服务基层的作用，相关专家经过多次研讨，确定了要使中医药知识以科普方式进行推广的原则，并决定出版一套中医药科普系列图书，编写一套公众易于理解、接受和参与的中医药科普著作。这套书包括《大国医小传》《抓主症选用中成药》《教你望而知病——图说望诊》《四季养肺保儿康》《女性生殖健康的中医帮手》《针灸的故事》。这几本科普著作从不同角度，以专业的知识，运用通俗易懂的语言向读者介绍了各种中医药文化知识。

　　中医药科普工作是我国卫生事业的重要组成部分，宁夏医科大学中医学一流学科建设的目标之一就是要做好中医药的产学研，让中医药更好地服务社会，惠及民生。这套系列图书是反映中医药智慧与知识、雅俗共赏的科普读物，能够把中医药文化、中医药思想、中医药理论、中医药技术等传播给社会、大众，让更多民众了解中医，认识中医，应用中医。

本书编委会

2019 年 11 月 24 日

目 录

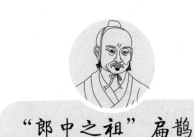

"郎中之祖"扁鹊

　　司马迁在《史记·扁鹊仓公列传》里记载的神医扁鹊，本姓秦，名越人，又号卢医，大约生活在公元前5世纪，据考证他是战国时齐国渤海郡郑州（今河北任丘）人，也有认为其是山东长清人，古书《禽经》里有"灵鹊兆喜"一词，意思是说医生治病救人，无论走到什么地方，都能为那里的人们带去安康，就如同翩翩飞翔的喜鹊，飞到哪里，就会给那里的人们带来喜讯，因此人们习惯于把医术高明的医生称为"扁鹊"。由于秦越人医术高超，精通内、外、妇、儿、五官各科，又有"起死回生"的高超医术，所以，当时的人们就借用上古神话故事里的"扁鹊"名号来称呼他。

　　扁鹊少年时曾在他的家乡做过舍长（即旅店的主人），在他的旅舍里有一位长住的旅客名叫长桑君，扁鹊与他过往甚密。有一天，长桑君对扁鹊说："我掌握着一些治病的秘方和验方，现在我已年老，想把这些医术及秘方传授予你，你要注意保守秘密，不可轻易外传。"扁鹊当即拜长桑君为师，并通过学习继承了老师的医术，并在之后的临床实践中继续将其发扬光大，成为了一代名医。后来，扁鹊又把自己的医术毫无保留地传授给了他的门徒（子阳、子豹、子越等人），这些人后来都成就卓著，也使扁鹊的医术得以传承。

并俗而变

扁鹊一生走南闯北，经常往来于齐（今山东）、赵（今河北）、秦（今陕西）、周（今河南）等地，常常根据各个地方的实际需要"并俗而变"。据史书记载，扁鹊走到赵国都城邯郸，听说当地十分尊重妇女，而妇女病又多发，他便做了带下医（即妇科医生）；走到东周都城洛阳，听说当地很尊重老人，他又做了专治老年病的医生。在诊病的过程中，他发现许多老年人患有视力、听力衰退的疾病，又当起专治"耳目痹"（即五官科疾病）的医生，使不少老人耳聋眼花的疾病得以康复；等到了秦国首都咸阳，因秦人最爱小儿，就针对儿童的多发病，又当起了"小儿医"，治好了许多儿童疾病。从以上的记载来看，扁鹊善于治疗各科疾病（现在称为全科医师）。《中国历代名医传》说："扁鹊精通内、外、妇、幼各科，携带弟子周游各地，以医为业，为自由开业，走方郎中之祖也。"

扁鹊在疾病的诊断上，精通"切脉"，而且善于运用"望色、听声、写形"等中医诊病技术；在治法上，扁鹊不仅精通针灸，还善于用砭石、熨贴、按摩、手术、汤药等治疗手段。《史记·扁鹊仓公列传》中也记述了与他有关的两个珍贵的临床医案：一个是用脉诊的方法诊断赵简子的病，一个是用望诊的方法诊断齐桓侯的病。

首重切脉

当年扁鹊到了晋国（今山西、河北、河南一带），正碰上晋国卿相赵简子由于"专国事"，导致用脑过度，突然昏倒，已五天不省人事了。大夫（官名）们十分害怕，急忙召扁鹊诊治。扁鹊切了病人脉象后，从房里出来，有人尾随着探问病情，显得很焦急。扁鹊沉静地对他说："病人的脉搏照常跳动，你不必大惊小怪。不出三日，他就会康复的。"过了两天半之后，赵简子果然就醒过来了。由此可见扁鹊诊脉的水平之高。著名历史学家司马迁高度赞扬他说："至今天下言脉者，由扁鹊也。"近代历史学家范文澜也说扁鹊"是切脉治病的创始人"。

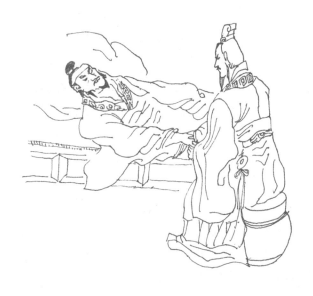

起死回生

有一次，扁鹊和弟子子阳、子豹等人路过虢国，虢太子恰好患病，病得很厉害，人们都以为他死了，为此正举行大规模的祈祷活动。扁鹊找到了中庶子（太子的侍从官）问道："太子患了什么病？"中庶子答道："太子中邪，邪气发泄不出，突然昏倒就死了！"于是扁鹊进一步了解了太子发病的各种情况，就信心百倍地对中庶子说："你进去通报虢君，就说我能救活太子！"但中庶子不相信扁鹊，不仅不去通报，还嘲讽扁鹊。扁鹊便说："不信，你试着去看看太子，他此刻耳朵该会鸣响，鼻翼该会扇动，从其大腿摸到阴部也该是温热的。"听到这里，中庶子不禁目瞪口呆，心想这扁鹊虽没有见过太子，但只通过多次询问，就对太子的病情了如指掌，说得头头是道，不可小看，于是只得进去通报了。虢君得知消息，吃了一惊，赶快出来接见扁鹊，说："我久慕先生大名，只是无缘拜见，先生路过我这小国，幸亏主动来救助，这实在是寡人的幸运！有先生救助，我儿就能活命；没有先生救助，就只有把他的尸体埋在山沟罢了。"说着，虢君流涕长潸，哭得好悲切。扁鹊告诉虢君，太子患的是"尸厥"（类似今天的休克或假死）。随后，他叫弟子子阳磨制针石，在太子头顶中央凹陷处的百会穴扎了一针。过一会儿，太子就苏醒过来了。接着，扁鹊又叫弟子子豹在太子两胁下做药熨疗法。不久，太子就能坐起来了。又服了二十天的汤药后，虢太子就完全恢复了。从此以后，天下人都知道扁鹊有"起死回生"的本领。面对如此高的称赞，扁鹊却实事求是地说："这个患者并没有死，我只不过是能使他重病消除，回复到他原来的状态而已，并没有'起死回生'的本领。"此案中，虢太子昏迷不醒，扁鹊通过脉诊判断其为"尸厥"，认为患者是由于阴阳脉失调，阳脉下陷，阴脉上冲，导致全身脉象出现紊乱，表现如死状。除脉诊之外，扁鹊还观察到患者鼻翼扇动（望诊），两大腿仍然温暖（触诊），判断患者并非真死。随后扁鹊又用了适当的治疗方法，从而把太子从垂死中挽救过来。正如《素问·阴阳应象大论》说："善诊者，察色按脉，先别阴阳。"这也说明了中医诊断疾病，以分辨阴阳为纲领。

讳疾忌医

扁鹊路过齐国都城临淄时，见到了齐国的国君齐桓侯。他观察到齐桓侯的气色不好，断定他的身体有病，便直言不讳地对齐桓侯说道："你有病在肌表，如不及时医治，就会加重。"桓侯听了不以为然地说："我没什么病。"扁鹊见他不听劝告，无奈之下就走了。桓侯却对左右的人说："凡是医生大多喜欢贪图名利，他们其实没有真本事，就喜欢把没有病的人当有病来治，以显示本领，窃取功利。"事过五天之后，扁鹊又来见齐桓侯，一番仔细观察之后，对齐桓侯说："你的病到了血脉，不治会加重的。"桓侯听了很不高兴，根本没有把扁鹊的话放在心上。又过了五天，扁鹊又来见齐桓侯，经过细致的观察，严肃地对他说："你的病已进入肠胃之间，再不治，就没救了！"齐桓侯听了很生气，更没有理睬扁鹊的话。等到扁鹊第四次来见齐桓侯的时候，只瞥了一眼，就慌忙跑开了。齐桓侯发觉扁鹊不愿理睬自己，就派人去询问。扁鹊说："病在肤表，用汤熨可以治好；病进入血脉，用针灸可以治好；病到了肠胃，用酒剂也能治愈。如今齐桓侯的病已经深入骨髓，我已没法治了，只好躲开。"又过了五天，齐桓侯果然病重，派人请扁鹊来治，但扁鹊早已离开了齐国，齐桓侯也因误了治病时机，不久因病而亡了。本案中扁鹊多次劝说齐桓侯有病就要及早治疗，认为对疾病只要预先采取措施，把疾病消灭在初起阶段，是完全可以治好的，这就是中医早防早治的思想。他也曾颇有感触地指出：客观存在的疾病种类很多，但医生却总是苦于治疗疾病的方法太少。

「郎中之祖」扁鹊

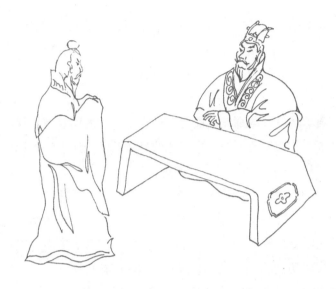

扁鹊综合运用了"中医四诊"方法:"越人之为方也,不待切脉、望色、听声、写形,言病之所在。"《难经》上说"望而知之谓之神",能达到一望即知的诊断水平,说明医生的临床经验和水平已是非同寻常了。在两千四百多年前,扁鹊就能从齐桓侯的气色变化中,看出病之所在和病情的发展趋势,不愧为"神医"称号。汉代著名医学家张仲景也赞赏说:"余每览越人入虢之诊,望齐侯之色,未尝不慨然叹其才秀也。"

扁鹊换心

传说,鲁公扈、赵齐婴二人有轻病,就一起请扁鹊治病,扁鹊对公扈说:"你志气强盛身体却很弱,有计谋却不果断。"接着他又对齐婴说:"你志气虽弱身体却很好,没有谋虑却过于执著。如果把你们的心脏互换,就能平衡一下,病也就好了。"于是扁鹊让二人喝了药酒，他们昏睡了很多天，扁鹊便剖开他们前胸找到了心脏，将它们互换以后放置好，又给他们吃了神药，不多久，二人醒了，发现自己变得像正常人一样的健康，随后便向扁鹊告辞回家了。这恐怕是历史上最早的换心术记载，事实如何无从考证，但有一点是可以得到文献验证的，那就是扁鹊时代是存在手术疗法的。

扁鹊之死

历史总是存在一些遗憾。扁鹊一生为人耿直，坚持医学真理，并不惜为此付出了自己的生命。《史记·扁鹊仓公列传》记载：秦武王有病，召请名闻天下的扁鹊来治，太医令李醯和一班文武大臣赶忙出来劝阻，说大王的病处于耳朵之前，眼睛之下，扁鹊未必能解除，万一出了差错，将使耳不聪，目不明。扁鹊听了气得把治病用的砭石一摔，对秦武王说："大王同我商量好了除病，却又允许一班蠢人从中捣乱。假使你也这样来治理国政，那你就会亡国！"秦武王听了只好让扁鹊单独为自己治病。结果，扁鹊治好了太医令李醯治不好的病。在这场技术高低的较量上，扁鹊彻底战胜了李醯。李醯自知医术不如扁鹊，就产生忌恨之心，派人暗下毒手，杀害了扁鹊。

六不治

扁鹊在医学研究道路上严格遵循医生"六不治"的原则：即依仗权势，骄横跋扈的人不治；贪图钱财，不顾性命的人不治；暴饮暴食，饮食无常的人不治；病深不早求医的不治；身体虚弱不能服药的不治；相信巫术不相信医道的不治。其中"信巫不信医""骄恣不论于理""轻身重财"不治，是对求医问药的病人的基本要求。在上古时代，神权高于一切，到了扁鹊生存的战国时代，医巫已经开始分业。"病深不早求医者"不治，是强调早期治疗的思想，"身体虚弱不能服药者"不治，是强调患者神气（脏腑功能状态）在疾病的治疗和预后中的重要作用。扁鹊重视医患配合对疾病治疗效果的影响作用，不仅在《黄帝内经》里有所记载，而且在当今社会仍有重要的现实意义。

扁鹊倾其一生研究和总结前人和民间经验，并结合自己的临证医疗实践，在病理、诊断、治法上对祖国医学作出了卓越的贡献。扁鹊的医学经验，在我国医学史上具有承前启后、继往开来的重大影响。因此，医学界历来把扁鹊尊为我国古代医学的祖师，说他是"中国的医圣""古代医学的奠基者"。范文澜在《中国通史简编》中称他是"总结经验的第一人"。

相关链接

> 1. 郎中：本意是指官名，始于战国，即帝王侍从官的通称。从宋代开始指代医生或是卖药兼治病的人。南方方言中尊称医生为郎中。
>
> 2. 药熨：使用中药外敷的治疗方法。
>
> 3. 中医四诊：中医诊断疾病的四种方法，主要有望诊（包括望面色、望形体、望眼神等）、闻诊（包括闻气味、闻声音）、问诊（包括问病人病情、用药经过、饮食生活起居等）、切诊（切脉）。

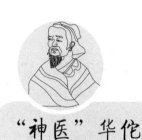

"神医"华佗

　　《后汉书·华佗传》说他"兼通数经，晓养性之术"，"年且百岁，而犹有壮容，时人以为仙"。这个人就是神医华佗。

　　华佗（？—208），字元化，沛国谯（今安徽亳州）人。华佗少时曾在外游学，钻研医术而不求仕途，行医足迹遍及安徽、山东、河南、江苏等地。他生活的时代，诸侯混战，水旱成灾，疫病流行，百姓处于水深火热之中。华佗不求名利，不慕富贵，手持金箍铃，到处奔波，为病人解脱疾苦。由于精通内、外、妇、儿、针灸各科，对外科尤为擅长，后世尊称他为"外科鼻祖"。华佗后因不服曹操征召被杀，所著医书也遗失了。以针灸出名的樊阿，著有《吴普本草》的吴普，著有《本草经》的李当之，把他的经验部分地继承了下来。托华佗之名的《中藏经》，其中也包括一部分当时尚残存的华佗著作的内容。

麻沸散

　　华佗首创用全身麻醉法施行外科手术，被后世尊为"外科鼻祖"。他不但精通方药，而且在针术和灸法上的造诣也十分令人钦佩。他曾经到处走访民间医生，收集了一些有麻醉作用的药物，经过多次的实验，选用不同配方、不同炮制方法，终于把麻醉药试制成功，他还试着把麻醉药和热酒配制，给患者服下，当病人完全失去知觉时，再剖开腹腔，割除溃疡，洗涤腐秽，用桑皮线缝合，涂上膏药后，四五日疼痛即可消除，一月左右病人就康复了。华佗给这个神奇的麻醉药物起名叫"麻沸散"。据日本外科学家华冈青州的考证，麻沸散的组成是曼陀罗花一升，生草乌、全当归、香白芷、川芎各四钱，炒天南星一钱。麻沸散是世界上最早的麻醉剂，华佗采用酒服"麻沸散"施行腹部手术，开创了全身麻醉手术的先例。

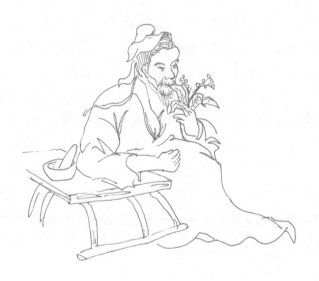

刮骨疗伤

小说《三国演义》中，有一段华佗为关羽刮骨疗毒的描写，讲的是关羽在襄阳之战时右臂为魏军毒箭所中。后来，伤口渐渐肿大，十分疼痛，不能动弹。华佗为关羽剖臂刮骨，去除骨上剧毒，而关羽神色不变，尚在与人下棋。这个故事原本是颂扬关羽之神勇，有毅力，能忍耐，也同时说明了神医华佗的医技高明，在那个时候已能做肿瘤摘除和胃肠缝合一类的手术了。《历代名医图赞》中的一首诗也对此事做了概括："魏有华佗，设立疮科，剔骨疗疾，神效良多。"可见，后世尊华佗为"外科鼻祖"是名副其实的。

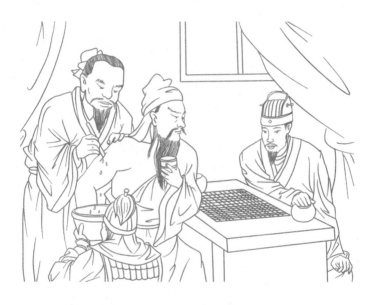

外科手术

古代利用有麻醉功能的药品作为麻醉剂，或用于战争，或用于暗杀，华佗总结这方面的经验，并仔细观察了人醉酒时的沉睡状态，发明了酒服麻沸散的麻醉术，将其正式应用于医学。他治病碰到那些用针灸、汤药不能治愈的腹部疾病时，就叫病人先用酒冲服麻沸散，等到病人麻醉后没有什么知觉了，就施以外科手术，剖破腹壁，割掉发病的部位。如果病在肠胃，就割开洗涤，然后加以缝合，敷上药膏。四五天后伤口就能愈合，一个月左右病就全好了。由此可以得知，华佗在那个时代已经能做肿瘤摘除、胃肠缝合一类的外科手术了。一次，华佗看见一个病人，推着车，曲着腿，大喊肚子痛，不久，气息微弱，喊痛的声音也渐渐小了。通过切脉、按腹，他断定此病人患的是肠痈，因病势凶险，就立即给病人用酒冲服麻沸散，待病人麻醉后，给病人开了刀。经过华佗的手术治疗，患者的病一个月左右就痊愈了。吕复《医门群经辩论》云："华元化、医如庖丁解牛，挥刃而肯綮无碍，其造诣自当有神，虽欲之师而不可得。"其外科手术水平可见一斑。

单方治病

华佗除系统地接受古代的医疗经验外，还能很好地应用民间的医疗经验。在外出游历，到处采集草药的时候，他常常向普通民众学习医药知识，还从民间搜集了不少单方验方，并用来治病。一次，华佗在路上遇见一位患咽喉阻塞的病人，因吃不下东西，正在痛苦地呻吟着。华佗走上前去仔细诊视了病人后对他说："你向路旁卖饼人家要三两萍齑，加半碗酸醋，调好后吃下去病自然会好。"病人按他的话，吃了萍齑和醋，立即吐出一条像蛇一样的寄生虫，随后，他的病就好了。这个病人把自己吐出来的虫挂在车边去找华佗道谢，碰巧华佗的孩子们在门前玩耍，看见这人，就说："那一定是我爸爸治好的病人。"病人走进华佗家里，看见墙上挂着几十条同类的虫。原来，华佗用这个民间搜集来的单方治好了不少病人。在黄疸病流行时，华佗还曾花了三年时间对茵陈的药效做了反复试验，救治了许多病人。因此民间流传着一首歌谣："三月茵陈四月蒿，传于后世切记牢，三月茵陈能治病，五月六月当柴烧。"华佗还以温汤热敷治疗蝎子蜇痛，用青苔炼膏，治疗马蜂蜇后的肿痛；用蒜齑大酢治虫病；用紫苏治食鱼蟹中毒；用白前治咳嗽；用黄精补虚劳。如此等等，既简便易行，又收效神速。

士贵洁身

华佗的同乡曹操，常患头风病，请了很多医生治疗，都不见效。听说华佗医术高明，就请他医治。华佗只给曹操扎了一针，他的头痛立止，曹操因怕自己的病再发，就硬要华佗留在许昌做自己的侍医。华佗禀性清高，不慕功利，不愿做这种形同仆役的侍医，加上他"去家思归"，就推说回家乡找药方，想一去不返。曹操得知此事，几次写信要他回来，又派地方官吏去催，华佗又推说妻子病得厉害，不肯回来。曹操因此大发雷霆，他派人到华佗家乡去调查，并对派去的人说："如果华佗的妻子果然有病，就送去小豆四十斛，多给几日假期，要是有虚诈，立刻将他逮捕治罪。"就这样，华佗被抓回了许昌。此时的曹操旧病复发，还得请回他治病。经过一番诊断之后，华佗说：丞相的病已经很严重，不是针灸可以奏效的了。我想还是给你服麻沸散，然后剖开头颅，施行手术，只有这样才能除去病根。曹操闻听此言，勃然大怒，指着华佗厉声呵斥说："头剖开了，人还能活吗？"一向多疑的曹操，以为华佗要谋害他，就把他关到牢里准备杀掉。谋士请求说："华佗的医术实在高明，人命关天，还是再考虑考虑。"曹操听不进去，说："不忧，天下当无此鼠辈邪？"最后，曹操还是杀害了华佗。华佗在临死之前，把自己在狱中整理好的医学著作交给牢头，叮嘱他说："此可以活人。"牢头畏惧，不敢接受。华佗只好忍痛"索火烧之"。华佗被害至今已有一千八百多年了，但人们还在怀念他。沛县华祖庙里有一副对联，总结了华佗的一生："医者剖腹，实别开岐圣门庭，谁知狱吏庸才，致使遗书归一炬；士贵洁身，岂屑侍奸雄左右，独憾史臣曲笔，反将厌事谤千秋。"

同病异治

华佗在多年的医疗实践中，非常善于区分不同病情，对症施治。曾经有军吏二人，都得了身热头痛的病症，可华佗的处方却大不一样，一用发汗药，一用泻下药。二人颇感奇怪，但服药后均告痊愈。"华先生治府吏倪寻，头痛身热，则下之，以其外实也。治李延头痛身热，则汗之，以其内实也。盖得外实忌表、内实忌下之秘也。"其实，华佗采用的就是针对不同发病机理的同病异治法。针对两个症状表现相同的病人，华佗通过知识的诊断，确定一为表证，用发汗法可解；一为里热证，用泻下法治疗。他解释说："内实则湿火上冲，犹地气之郁，正待四散也。外实则积垢中留，犹山闲之水，正待下行也。其患头痛身热同，而治法异者，虽得之仙秘，实本天地之道也。"这就是中医因势利导、顺其自然的治病原理。

五禽戏

华佗是中国古代医疗体育的创始人之一。他曾对弟子吴普说:"人体欲得劳动,但不当使极耳,动摇则谷气得消,血脉流通,病不得生,户枢不朽也。"意思是说人的身体应该得到运动,在适当的运动后水谷之气得以消化,血脉环流通畅,病就不会发生,比如转动着的门轴不会腐朽就是这个道理。于是,他在继承《内经》"不治已病治未病"的预防思想启发下,为年老体弱者编排了一套模仿猿、鹿、熊、虎、鸟五种禽兽姿态的健身操"五禽戏"。一叫虎戏,二叫鹿戏,三叫熊戏,四叫猿戏,五叫鸟戏,可使人的腿脚轻便利索,在舒腰展体,活动关节的基础上,使人体气血流通,最终达到防治疾病,延年益寿的目的。相传,华佗在许昌时,天天指导许多瘦弱的人在旷地上做这个体操,并说:"大家可以经常运动,用以除疾,兼利蹄足,以当导引。体有不快,起作一禽之戏,怡而汗出,因以着粉,身体轻便而欲食。"华佗的学生吴普长期坚持这种方法锻炼,活到九十多岁时,听力和视力都很好,牙齿也完整牢固。

情志疗法

曾有一郡守得了重病,华佗去看他。经过一番诊查,华佗对郡守的儿子说:"你父亲的病和一般的病不同,有瘀血在他的腹中,应采用激怒的方法让他把血吐出来,只有这样方能治好他的病,不然恐怕性命难保。你能否把你父亲平时所做过的错事都告诉我?我传信斥责他。"郡守的儿子说:"如果能治好父亲的病,没有什么不能说的!"于是,他把父亲长期以来所做的不合常理的事情,全都告诉了华佗。华佗听说之后,就写了一封痛斥郡守的信留在他家。郡守看信之后大怒,派捕吏捉拿华佗,却没捉到,郡守在盛怒之下,吐出一升多黑血,病果然就好了。

狗腿治疮

传说，曾经有一位极漂亮的姑娘，已经过了结婚的年龄，可是仍没有嫁人，因为长期以来她的右膝长了个疮，不断往外流脓水。找华佗看过后，她父亲询问女儿的病情和治疗方法，华佗就说："派个人骑上马，还要牵着一条栗色的狗跑三十里。等回来后，趁狗身子正热时截下狗的右脚，拄在姑娘右腿疮口上。"于是他们照着华佗说的方法做了，不一会儿，只见有一条红色的小蛇从姑娘疮口中钻出来，接着又进到狗的腿中。经过这个过程，祛除了病因，姑娘的病腿就逐渐好了。

陈登之死

据《三国志·陈登传》记载，华佗曾给太守陈登治病，当时陈登面色赤红，心情烦躁，有下属说神医华佗正在此地，何不请他来看看。于是，他就命人去请华佗为他诊治。华佗先请他准备了十几个脸盆，然后为他诊治，先使用一些方法让陈登吐出了十几盆的红头虫子，之后又给他服了药。华佗解释说：你这病是因吃鱼引起的，并告诉陈登这个病三年后还会复发，到时候再来我这里取药，到时候这个病就可以根治了。华佗临走时把自家的地址告诉陈登。三年过后，陈登旧病果然复发，派人依照地址寻找华佗。可惜正遇上华佗上山采药，信息不通，归期难定，陈登因贻误了服药的良机而不治身亡。

华佗看病不受症状表象所惑，他用药精简，重视预防保健。他是中国历史上第一位创造外科手术的专家，也是世界上第一位发明麻醉剂"麻沸散"及用针灸医病的人。麻沸散为外科医学的开拓和发展开创了新的研究领域。他的发明比美国的牙科医生摩尔顿发明乙醚麻醉（1846 年）获得成功要早 1600 多年。

相关链接

1. 肠痈：病名。痈疽之发肠部者。出《素问·厥论篇》。肠痈可包括今之急性阑尾炎、阑尾周围脓肿，是外科急腹症常见的一种疾病。

2. 头风：病证名。即经久难愈的头痛。头风有正头风、偏头风之分，痛在头之当中者，为正头风；痛在左半部或右半部者为偏头风。此症病况特殊，有时隐隐作痛，时痛时好，有时畏风畏寒，风寒起，痛不可忍。

3. 五禽戏：古代的一种医疗体操。是由汉代名医华佗在"流水不腐，户枢不蠹"的思想指导下，总结古代人民群众的健身活动，模仿虎、鹿、熊、猿、鸟五种动物的活泼动作，编创而成，用以活动筋骨，疏通气血，增强体质，防治疾病。

"奇效良医"仓公

医圣张仲景在《伤寒杂病论》序文中说:"上古有神农、黄帝、岐伯、伯高、雷公、少俞、少师、仲文;中世有长桑君、扁鹊,汉有公乘阳庆及仓公;下此以往,未之闻也。"那么这个被张仲景盛赞,闻名于世的仓公是何许人呢?他就是淳于意(公元前205—前140),山东淄博人,曾为齐太仓长,故称仓公。淳于意像秦越人一样,广泛传授医术。他因材施教,培养了宋邑、高期、王禹、冯信、杜信、唐安以及齐丞相府的宦者平等人,是文献记载中带徒最多的一位医家。

拜师学艺

生于贫寒之家,少年时就喜读医书的仓公,经常活学善用,为人治病,但疗效欠佳。为提高自己的临床疗效,他拜淄川的名医公孙光为师,由于他谦虚好学,受到老师的器重,公孙光把自己保存的精方、妙方全部传授给他。高后八年时(公元前180年),公孙光又将仓公推荐给临淄的公乘阳庆。当时的公乘阳庆已年过六十,收淳于意为徒甚是高兴,便将自己所珍藏的黄帝、扁鹊脉书,五色诊断疾病、判断病人预后的方法,以及临床经验方剂等全部传给他。可过了不久,公孙光发现自己的医学知识已经不够教授淳于意的了，他预测到眼前的这个弟子将来一定会成为大国医，为了能让他继续深造，爱才心切的公孙光又将淳于意推荐给自己的胞兄公孙阳庆。70余岁的公孙阳庆也非常欣赏淳于意的质朴上进，也将自己所藏的所有秘籍、古方一一教授于他。淳于意侍奉老师三年后开始挂牌行医。后来，他巡游四方，足迹遍及山东，曾为齐国的侍御史、齐王的孙子、齐国的中御府长、郎中令、中尉、中大夫、齐王的侍医遂等诊治过疾病。

活读变通

淳于意的聪明才智来源于他的勤奋好学。他苦读经典医书，可以随意背诵，但诊病时，又会依据病人的实际情况，从不盲目地死搬硬套，断章取义。齐王身边有一名叫遂的保健医生，得病后服用自炼的五石散，病情反而加重了，于是请淳于意来看看。经过仔细审察，切脉以后，仓公说："你得的是内热，你所服用的药石是药中刚猛之品，服后会导致小便不通而加重病情，千万不要再服。"遂不以为然，并举例反驳说："扁鹊曾言，阴石以治阳病，阳石以治阴病。"仓公莞尔一笑道："你说的话，不无道理，扁鹊虽这样说过，但治病必须详细诊察病情，参考患者的体质、嗜好，依照病情用药，才能药到病除。"接着，仓公预言说："照此下去，你的身体不久就会发作痈病。"果然，百余天后，患者乳房发痈，不治而死。这个故事告诫从医者：读书要活读，临证要变通。

创立诊籍

诊籍即医案，与现在的门诊病历类似。至今保存较为完整的最早的医案见于《史记·扁鹊仓公列传》。书写病历在今天的临床医疗中是最为平常的事，是对一个合格医生的起码要求，但中医诊籍的初创却非易事。据《史记》中记载，齐王曾诏问仓公："你给人治病，疗效很好。你的病人都是哪里人？得的什么病？施药之后，病情如何？"仓公都能一一作答。这可是源于平时的专注与用心。在治病过程中，仓公常常要把治疗过的患者的籍贯、姓名、职业、病名、病因、病性、诊断、治疗和预后等内容详细记录下来，慢慢就形成了最初的医案形式，也为我们留下了研究汉代医学的宝贵史料。仓公的医案中既有王公贵族，也有平民百姓。有人统计，在《史记·扁鹊仓公列传》中记载了25例病例，治愈15例，不治10例，涉及现代医学的消化、泌尿、呼吸、心血管、内分泌、脑血管、传染病、外科以及妇产科、儿科。如仓公治疗齐中大夫病龋齿案："臣意灸其左太阳阳明脉，即为苦参汤，日嗽三升，出入五六日，病已。"该案记录虽然简单，但对病名、治疗、病因及疗效均有记载，符合一般中医门诊医案的书写体例，是中医医案的最早记录。

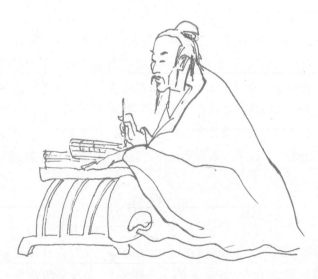

物理降温

仓公针对病人的病情，不仅仅采用药物治疗，还广泛运用各种物理疗法及针灸术。有一次，淄川王病了，淳于意前去诊治。原来是因为淄川王洗完头发未干即入睡，受风而引起的头痛、身热、肢痛、烦闷，相当于今天的风寒感冒。淳于意立即用冰水敷淄川王的额头，帮助其降温，并针刺足阳明经的厉兑、陷谷、丰隆三穴，以散肌表之热。经过一番治疗之后，淄川王的病立刻就好了。用冰袋或冷毛巾敷额或用酒精擦浴，是现代高热病人常用的降温方法，但在二千年前的汉朝，这可是一项医学的发明创造。

望而知之

仓公的病案中曾记载，齐国的黄长卿大宴宾客，仓公也在座。他望见王后的弟弟宋健，急忙告诉他说："你或许病了已有四五天了，而且腰部疼痛不能俯仰，小便也困难（此病类似现代的急性腰组织损伤），应该趁其未传入五脏，抓紧治疗。"宋健说："确是这样。"于是他服用了仓公给他调制的"柔汤"，18天之后病就痊愈了。另有一例是说齐王请仓公为侍女们诊病，轮到一个叫竖的，竖说自己没有病。仓公就悄悄地告诉管理侍女的人说："乍看竖的毛发色泽及脉象都无衰减，但其实他的病已伤及脾胃，不要让她过度劳累，不然的话，到了春天，她会吐血而亡的。"等到了春天，果真竖摔倒在厕所里，吐血而死。病案中这种通过望诊判断疾病预后的方法，中医称之为"望而知之"，这也说明仓公的诊断水平已达"神"的境界。

专志医术

淳于意专志于医术，不善逢迎，据史书记载，赵王、胶西王、济南王、吴王都曾召他做宫廷医生，他都一一谢绝了。有一次，齐文王（公元前178—前167在位）因患肥胖病，气喘、头痛、目不明，懒于行动。淳于意听说后，认为文王形气俱实，应当调节饮食，运动筋骨肌肉，调畅心情，疏通血脉，以泻有余。可是，有一庸医施以灸法，使文王病情加重致死。王公贵族诬蔑仓公"不为人治病，病家多怨之者"。于是他辞去官职，离开是非之地，长期行医于民间。

缇萦救父

汉文帝提倡节俭，在当时，贪污渎职的罪名非同小可，不是被黥面（在脸上刺字）就是被砍断手脚，甚至死刑。有一次，淳于意无意间得罪了齐王府的丞相，于是祸从天降，他被安上贪污渎职的罪名而被逮捕，并立即解往长安接受审判。淳于意万分伤感地对夫人说："你为我生了五个女儿，紧要关头却没有男丁可以派上用场，奈何！"岂料，年方十五岁的幼女缇萦，挺身而出，愿意随父起解西入长安，一路上照顾老父的行程。少女缇萦还上书皇帝，说自己愿入宫为奴，以赎父罪。遭此横祸的一家人抱着渺茫的希望，收拾了简单的衣物，父女俩在解差的催促下踏上了未知的命运之途。面对突发的事件，淳于意辗转反侧，虽然知道汉文帝是个非常贤明的天子，然而他那住在深宫中年仅

15岁且未见过世面的女儿能够见到皇帝吗？皇帝会相信她的话吗？一路上，淳于意还在反复检讨自己的言行，并利用投驿站的休息机会，为慕名求医的人诊治了不少疑难杂症。最后，带着渺茫的希望、绝望的心情，他走到长安，走进大牢。少女缇萦在反复思索之后，写好了上呈给皇帝的状纸，但又因投诉无门，急得像热锅上的蚂蚁，始终不得要领。后来，终于有好心的官差告诉她，皇帝会外出打猎，何不利用这个机会递上状纸？缇萦心想这虽是千载难逢的机会，皇帝出猎，必定是车骑络绎，旌旗蔽空，随从如云，行动如风驰电掣，一个弱女子要想拦驾上书，简直是一件不可思议的事。但缇萦抱定一死的决心，认真地准备上书行动，她选定灞桥作为她上书的地方。在一个秋意萧瑟的清晨，衣衫单薄，满面愁容的缇萦跪在路的中心，双手高举预先准备好的书状，静等皇帝车骑的到来。皇帝的车骑终于出现在眼前，左右武士像拎小鸡一样，把瘦小的缇萦押到皇帝跟前，汉文帝看到一个泪流满面的弱女子，顿时涌起一丝怜惜，吩咐左右接过她的书状，并命令不许为难她。只见状纸上写道："妾父为吏，齐中皆称其廉平。今坐法当刑，妾伤夫死者不可复生，刑者不可复属，虽后欲改过自新，其道无由也。妾愿做官家奴婢，赎父刑罪，使得自新。"汉文帝深知骨肉亲情的可贵，更亲身体验过民间的疾苦。阅罢书状，被眼前这个娇弱而又有胆识和孝心的女孩所感动，于是就赦免了她父亲的刑罪。

淳于意得知蒙皇恩被赦免罪刑，喜出望外，父女双双叩谢恩典，欢天喜地相偕返回临淄。自此以后，仓公更是专心济世救人，赢得口碑载道，而缇萦上书救父的孝行，更是传遍宇内，留下千古美名。

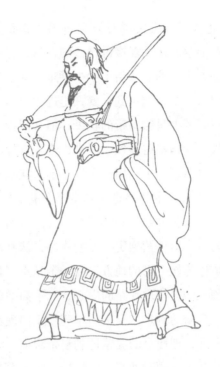

相关链接

　　五石散：为古代养生方剂名。又名寒石散，因服此方后身体发热，喜好凉物，故称。本方系用矿物原料炼制的一种内服散剂，其组成说法不一。如《抱朴子》载为丹砂、雄黄、白矾、曾青、磁石；而《诸病源候论》则认为当由石钟乳、硫黄、白石英、紫石英、赤石脂烧炼而成。其方始于汉代，魏晋时期名士为求长生，多服食此散，成为风行一时的时髦之举，以致演化成当时社会的一种奇特现象。服食五石散的养生效益难以肯定，但其损害健康的弊病更为明显。隋唐后此风趋于平息。

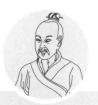

"医门之圣"张仲景

清代医家张志聪说："不明四书者不可以为儒，不明本论（《伤寒论》）者不可以为医。"而这部开创中医辨证论治思想先河的著作，其作者就是被称为"医圣"的张仲景。

张仲景（150～154—215～219），名机，字仲景，东汉南阳郡涅阳县人。他出生在一个没落的官僚家庭，从小就厌恶官场，轻视仕途。但因他父亲曾在朝廷做官，加上东汉施行举孝廉制度，并且多举世家子弟，仲景承袭家门，在灵帝时（168—188年），被州郡举为孝廉，进入官场。在建安年间（196—220年），被朝廷指派为长沙太守。由于从小爱好医学，他在做官的同时，"博通群书，潜乐道术"。《伤寒论·自序》云："余每览越人入虢之诊，望齐侯之色，未尝不慨然叹其才秀也。"对扁鹊的敬佩之心也激励着他，使他最终成为中国医学史上的一代名医。

他的代表著作《伤寒杂病论》，确立了中医"辨证论治"原则，是集秦汉以来医药理论之大成，并广泛应用于医疗实践的专书。从魏晋及今，一千六百多年来，一直是学习中医必读的经典著作。自隋唐以后，远播海外，在世界医学界享有盛誉。

乱世立志

仲景生活在动乱的东汉末年，当时政治黑暗，朝政腐败，农民起义此起彼伏，兵祸绵延。黎民百姓饱受战乱之灾，"生灵涂炭，横尸遍野"，而官府衙门还在争权夺势，欺压百姓。"大兵之后，必有灾年"，从小就厌恶官场，轻视仕途，怜悯百姓的他，"感往昔之沦丧，伤横夭之莫救"，发奋研究医学，立志做个能解救人民苦难的医生。"上以疗君亲之疾，下以救贫贱之厄，中以保身长全，以养其生"。据记载，建安年间，瘟疫大流行，前后达 5 次之多，很多人为此丧生，一些市镇变成了空城，其中尤以死于伤寒病的人最多。但在这时候，一些庸医却趁火打劫，不给病人认真诊脉，和病人相对片刻便开方抓药，只知道赚昧心钱。更多的人，虽师承名医，却不思进取，因循守旧，不精心研究医方、医术，以解救百姓的病痛，而是竞相追逐权势荣耀，忘记了自己的本分。仲景先生对这些失去医德的人非常气愤，并痛加斥责，他下定决心要控制瘟疫的流行，根治伤寒病。

青出于蓝

在张仲景的宗族中有个人叫张伯祖，是个极有声望的医生，立志学医的仲景便拜他做老师。老师张伯祖性格沉稳，生活简朴，对医学刻苦钻研。面对求医的患者，他总是尽心查看，深思熟虑之后，才处方用药，经他治疗的病人，十有八九都能痊愈，因此很受百姓尊重。仲景跟随老师，一边用心学习理论，一边外出诊病、抄方、采药、抓药，还亲自炮制药材。勤奋好学的仲景受到老师的喜爱，张伯祖便把自己毕生行医积累的丰富经验，毫无保留地传给了他。比张仲景年长的一个同乡何颙曾预言："君用思精而韵不高，后将为良医。"意思是说张仲景才思过人，善思好学，聪明稳重，只要专心学医，将来一定能成为有名的医家。何颙的话更加坚定了张仲景学医的信心，他博览医书，广泛吸收各医家的经验，进步很大，后来，他的名气甚至超过了他的老师。

通便泄热

一次，仲景与师傅出诊，来了一位唇焦口燥、高热不退、精神萎靡的病人。张伯祖诊断后认为其属于"热邪伤津，体虚便秘"所致，需用泻药帮助病人解出郁结的粪便，但考虑到病人体质极虚，不能强用泻下药，一时竟没了主张。仲景凝神思考片刻，计上心头，于是大声对老师说："学生有一法子！"老师听后，决定让他试试。只见，仲景取来一勺蜂蜜，放到铜碗里，一边就着微火煎熬，一边不断地用竹筷搅动，蜂蜜逐渐熬成黏稠的团块。晾凉之后，仲景把它捏成一头尖的细条，然后将尖头轻轻地塞进病人的肛门，过了片刻，病人便排泄出腥臭的粪便。大便一通，胃肠中的积热解除，高热也随之退去。老师张伯祖对这种治法大加赞赏，而这种通便泄热的方法也流传至今。

首创人工呼吸

有一次，仲景先生外出时看见许多人围着一个躺在地上的人叹息，几个妇女在旁边悲惨地啼哭。他急忙上前打听，原来那人因家贫活不下去而上吊自杀了，被周围的人发现后救了下来。得知此人上吊的时间不长后，他便吩咐把那人放在床板上，拉过棉被盖上。同时叫了两个身强力壮的年轻人，蹲在那人的旁边，一人负责按摩胸部，一人负责拿起那人的双臂，一起一落地进行胸部按压。他自己则叉开双脚，蹲在床板上，随着其手臂一起一落，用手掌抵住那人的腰部和腹部，不到一个小时，那人竟然有了微弱的呼吸。他嘱咐大家不要停止动作，继续做下去。又过了不长时间，那人终于清醒了过来。这种胸部按压的急救操作法大概是最早的人工呼吸了。

坐堂医生

尽管当上了长沙太守，仲景先生仍坚持用自己的医术为百姓解除病痛。在那个时代，做官的人是不能随便进入民宅接近百姓的。开始的时候，他是在处理完公务之后，在后堂或自己家中给人治病。后来，要求治病的人越来越多，他干脆把诊所搬到了长沙大堂，并让衙役贴出安民告示，择定每月初一和十五两天，大开衙门，不问政事，让有病的百姓进来，他端坐在大堂上，挨个为群众诊治。他的这一举动在当地产生了强烈的影响，时间久了便形成了惯例。衙门前常常聚集了来自各方求医看病的群众，甚至有些人带着行李远道而来。当地的百姓为了纪念张仲景，便把坐在药店内治病的医生通称为"坐堂医"，这也是中医药店称"堂"的来历。

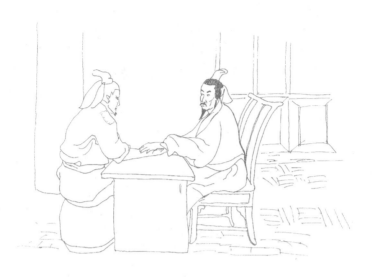

祛寒娇耳汤

　　有一年冬天，寒风刺骨，雪花纷飞，仲景先生走在告老还乡的路上。在白河边，他看到很多无家可归的人面黄肌瘦，衣不遮体，因为寒冷，把耳朵都冻烂了，他心里十分难受。回到家里，他心里依然挂念着那些冻烂耳朵的人。经过一番思考，他研制出一个可以御寒的食疗方子。于是，就叫徒弟在南阳东关的一个空地搭了个棚子，支上大锅，为穷人舍药治病。开张的那天正是冬至，施舍的药就是"祛寒娇耳汤"。其实就是把羊肉和一些祛寒的药物放在锅里煮，熟了以后捞出来切碎，用面皮包成耳朵的样子，再下锅，用原汤再将包好馅料的面皮煮熟。面皮包好后，样子像耳朵，其功效是为了防止耳朵冻烂，所以给它取名叫"娇耳"。仲景让徒弟给每个穷人一碗汤，2个"娇耳"，人们吃了"娇耳"，喝了汤，浑身发暖，两耳生热，再也没人把耳朵冻伤了。

由于仲景先生恰好也是在冬至这天去世的，为了纪念他，百姓在冬至这天都要包一顿饺子吃。冬至这天吃了饺子，冬天里耳朵就不会被冻了，这也成为了人人皆知的民间传说。

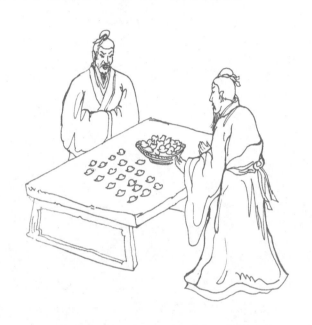

勤求古训，博采众方

张仲景为人谦虚谨慎，提倡终身学习。他曾仔细研读过《素问》《灵枢》《难经》《阴阳大论》《胎胪药录》等古代医书，其中《素问》对他的影响最大。《素问》说："夫热病者，皆伤寒之类也。"又说"人之伤于寒也，则为病热"。张仲景根据自己的实践对这个理论作了发展。他认为伤寒是一切热病的总称，也就是一切因为外感而引起的疾病，都可以叫作"伤寒"（广义伤寒）。仲景针对前人留下来的治病原则也认真地加以研究，提出了"六经论伤寒"的新见解。他广泛搜集古今治病的有效方药，包括民间验方与经验，其中包括针刺、灸烙、温熨、药摩、坐药、洗浴、润导、浸足、灌耳、吹耳、舌下含药、人工呼吸等多种民间常用的治疗方法，一一加以研究。经过几十年不断的研究，他将收集到的资料，包括他个人的临床经验，撰写成《伤寒杂病论》（又名《伤寒卒病论》）一书。该书总共16卷，是中医史上第一部理、法、方、药具备的经典著作，开中医辨证论治之先河。这部著作完成于公元205年左右，写成以后就"大行于世"。到了晋代，由名医王叔和加以整理，到了宋代，才渐分为《伤寒论》和《金匮要略》二书。《金匮要略》就是该书的杂病部分。后世医家在研究和应用的过程中，逐步发现了该书的价值和历史作用，尊张仲景为"医圣"，奉《伤寒杂病论》为医经。

六经辨证

仲景把疾病发生、发展过程中所出现的各种症状，根据病邪入侵经络、脏腑的深浅程度，患者体质的强弱，正气的盛衰，以及病势的进退缓急和有无宿疾（其他旧病）等情况，加以综合分析，寻找发病的规律，确定不同情况下的治疗原则。他创造性地把外感热性病的所有症状，归纳为六个证候群（即六个层次）和八个辨证纲领，以六经来分析归纳疾病在发展过程中的演变和转归，以八纲来辨别疾病的属性、病位、邪正消长和病态表现。由于确立了分析病情、认识证候及临床治疗的法度，因此辨证论治不仅为诊疗一切外感热病提出了纲领性的法则，同时也给中医临床各科找出了诊疗的规律，成为指导后世医家临床实践的基本准绳。《伤寒论》以六经统病证，周详而实用。除介绍各经病证的典型特点外，还述及一些非典型的症情。例如发热、恶寒、头项强痛，脉浮，属表证，为太阳病。但同是太阳病，又分有汗无汗，脉缓脉急之别。其中有汗、脉浮缓者属太阳病中风证，用桂枝汤治疗；无汗、脉浮紧者，属太阳病伤寒证，用麻黄汤治疗等。精细的辨证及选方用药法则，使医家可执简驭繁，应付各类复杂的证候都能稳操胜券。除了辨证论治的原则性之外，仲景还提出了辨证的灵活性，以应付一些较为特殊的情况。

方书之祖

《伤寒杂病论》中不仅指出了中医治病的整体观念，及调整阴阳，扶正祛邪的治疗原则，还提出汗、吐、下、和、温、清、消、补的具体治疗方法，并在此基础上创立了一系列卓有成效的方剂。据统计，《伤寒论》载方113个，《金匮要略》载方262个，除去重复，两书实收方剂269个。这些方剂均有严密而精妙的配伍，例如桂枝与芍药配伍，若用量相同（各三两），即为桂枝汤，调和营卫气血，后世称之为"仲景群方之冠"；在此方的基础上再加桂枝三两，则可治奔豚气上冲，若倍用芍药加饴糖，即成治疗腹中急痛的小建中汤。桂枝汤加附子、葛根、人参、大黄、茯苓等则可衍化出几十个方剂。其变化之妙，疗效之佳，令人叹服。《伤寒杂病论》中所记载的方剂，被后世称为"经方"，这些方剂对于后世中医各科临床用药的配伍及加减原则具有深远影响，一直为历代医家所遵循，因此，《伤寒杂病论》被称之为"方书之祖"。

《伤寒论》流传海外，亦颇受国外医学界推崇，成为其研读的重要典籍。据不完全统计，从晋代至今，整理、注释、研究

《伤寒杂病论》的中外学者逾千家。日本自康平年间（相当于我国宋朝）以来，研究《伤寒论》的学者也有近二百家。此外，朝鲜、越南、印尼、新加坡、蒙古等国的医学发展也都不同程度地受到其影响及推动。目前，《伤寒论》和《金匮要略》仍是我国中医院校开设的主要基础课程之一。

相关链接

1. 孝廉：汉代实行的选官制度。他规定每二十万户中每年要推举孝廉一人，由朝廷任命官职。被举之学子，除博学多才外，更须孝顺父母，行为清廉，故称为孝廉。

2. 六经：是太阳经、阳明经、少阳经、太阴经、少阴经、厥阴经的合称。按十二经脉的走向分为手六经和足六经。《伤寒论》以足六经及其所属脏腑的生理病理症状等作为外感热病辨证分型的纲领。

3. 八纲：指阴阳、表里、虚实、寒热，是中医辨证的八个基本纲领。

4. 奔豚气：古病名。症见气从少腹上冲胸脘、咽喉，发作时痛苦剧烈，或有腹痛、骨痿、少气等症。

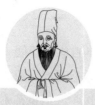

"太医令"王叔和

唐·甘伯宗《名医传》称："王叔和性度沉静，尤好著述，究研方脉，静意诊切，调识修养之道。"宋·张杲亦称其"博好经方，尤精诊处……深晓疗病之源"。

王叔和（201—280），名熙，汉族，山阳高平（今山东省微山县两城）人，西晋著名的医学家。在中医发展史上，他有两大重要贡献，一是整理了汉·张仲景的《伤寒论》，二是著述了《脉经》。他在《伤寒例》中说："时气不和，便当早言，寻其邪由，及在腠理者，以时治之，罕有不愈者。患人忍之，数日乃说，邪气入脏，则难可制。"其指出患病初期，病邪还在肌表（腠理），这时应抓紧治疗，如果勉强忍耐，拖延时日，病情发展，深入脏腑，则难以治疗，这充分体现了中医早诊断、早治疗的治未病思想。

生平与传说

幼年时代的王叔和是在缺衣少食的贫寒中度过的，他家境贫穷，食宿无着落，背着药箱四处流浪，常常被人瞧不起。严酷的现实生活，使他从小就养成了勤奋好学、谦虚而又沉静的性格。那时的他，特别喜爱医学，读了不少古代医学典籍，尤其对中医脉学充满了好奇，并在实践中不断摸索研究，他通过这种技术的帮助，治好了许多疑难病人。随着看病人数的增加，王叔和的名声也越来越大，渐渐传遍了整个洛阳城。在他32岁那年，被选为魏国少府太医令（相当于今天的最高级医院的院长）。魏国少府中藏有大量历代著名医典和医书，存有许多历代的经验良方，他就利用当太医令这个有利条件，阅读了大量珍贵的医学著作，为他攀登医学高峰奠定了坚实的基础。

关于他的生平，还有另一说法，说他生于达官贵族家庭，宗族中数代是权势显赫的贵族，亦有名震当时的文人学士。由于家庭优越的生活及学习环境，使得叔和自幼受到良好的文化熏陶。他从小兴趣广泛，少年时期，已博览群书，通晓经史百家。后因战事频繁，时局动荡，为避战乱，随家移居荆州，投奔荆州刺史刘表。他侨居荆州时，正值张仲景医学生涯的鼎盛时期，加上他与仲景弟子卫汛要好，深受其熏染，逐渐对医学产生兴趣，并立志钻研医道。清·余嘉锡《四库提要辨证》中推测王叔和也为张仲景之亲授弟子。此刻的他寻求古训，博通医经经方，深究病源，潜心研读历代名医著作。他遵古而不泥于古，虚心向有经验的名医求教，博采众长，医术日精。公元208年，当曹操南下征战荆州刘表，王叔和被推选为曹操的随军医生。其后他又担任王府侍医、皇室御医等职，后又被提升为太医令。

脉　经

脉学在我国起源很早，神医扁鹊就常用切脉方法诊断疾病。切脉是作为中医学"望、闻、问、切"四诊中重要的组成部分，但在当时还不为一般医家所重视。张仲景在《伤寒论·序》中就曾指出：有一些医生缺乏脉学知识的掌握，或者对于脉学不大讲求，这样造成的临床诊断不明，对于患者说来是很危险的。因此，为了解决医生在治疗过程中如何正确应用脉诊诊断疾病的问题，迫切需要一部记录脉学技术的专著。王叔和寻求古代医术，博通张仲景的经方和脉学诊断方法，吸收古代名医扁鹊、华佗、同时代张仲景等名医脉学理论的前提下，结合自己长期的临床实践经验，经过几十年锤炼，终于写成了我国第一部完整而系统的脉学专著——《脉经》。这部著作共计10万多字，分为10卷，共98篇，是继《难经》之后的一部脉学专著。该书总结和发展了西晋以前的脉学经验，将脉的生理、病理变化类列为脉象24种，并以较通俗的歌诀形式阐述脉理，紧密联系临床实际。如他详细论述二十四脉，并立七表（浮、芤、滑、实、弦、紧、洪）、八里（微、沉、缓、涩、迟、伏、濡、弱）、九道（长、短、虚、促、结、代、牢、动、细）之名目。由于易于讲习，流传甚广，影响较大，后世对王叔和《脉经》的继承与发扬也派生出不少的脉学著作。由于王叔和严谨的治学态度，他在引用文献时，或以标题形式列出，或以文后加注的形式注明文献出处，便于读者根据所引文献的出处，找出原始文献。这种严肃而忠实的态度也是他的伟大之处，也使得脉学正式成为中医诊断疾病的独特技术而保留至今。

在心易了，指下难明

《脉经·序》中说："脉理精微，其体难辨。弦紧浮芤，展转相类。在心易了，指下难明。谓沉为伏，则方治永乖；以缓为迟，则危殆立至。况有数候俱见，异病同脉者乎！夫医药为用，性命所系。扁鹊至妙，犹或加思；仲景明审，亦候形证，一毫有疑，则考校以求验。"王叔和强调诊脉时要注重患者的年龄、性别、身高、体型、性格等不同因素，不可一成不变，脱离实际。一名不成熟的医生诊脉，常常不会将死记硬背的脉学知识灵活准确地应用到临床实践中，因此陷入"在心易了，指下难明"的尴尬境地。中医治病诊脉，注重鉴别不同病人、不同病症的脉象特征。这些脉象之间的差异，必须通过医生手指的仔细体察方能辨识。在此，王叔和告诉后人，学习中医要擅于将理论学习和临床实践相结合，只有经过长期的临床体察才能把握切脉这个精妙的技术，否则，就会判断失误，贻害病人的性命。"在心易了，指下难明"这句千古名言是千百年来教授学生学习医学的"警世"之言。为了帮助学习中医的人克服诊脉技术的难点，王叔和在《脉经》里对脉学的描述和阐释深刻而细致。先阐述脉理，说明切脉部位，把24种主要脉象与"平脉"（即正常人的脉象）做了比较和区别。对于每种脉在医生指下的特点，代表病证等，都描述得十分贴切，语句生动准确，贴合临床实际。

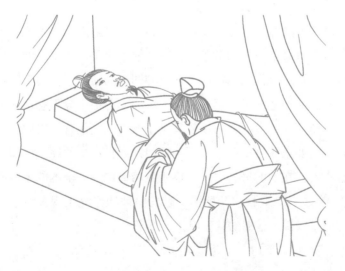

"太医令"王叔和

独取寸口

古代中医诊脉需要"全身诊",包括额、颈、两颊动脉、桡动脉,胫、足背、腘、股动脉,而后演变成"三部诊"。"三部诊"也为"三部九候",即人迎(气管双侧的颈动脉)、寸口(手臂外桡侧动脉)、趺阳(足背动脉)三部,每部三候脉共九候,诊疗时过程繁琐,为了便于临床操作,王叔和继承《黄帝内经》和《难经》诊脉"独取寸口"的理论与经验,将诊脉法归纳整理,又大胆创新和实践了寸口脉诊断法。这种方法只须察看双侧的寸口脉,便可以准确地知晓人身的整体状况,同时他还强调诊脉时要注重患者的年龄、性别、身高、体型、性格等不同因素,不可一成不变,不能脱离实际情况。

整理《伤寒论》

由于经过连年的战争,许多书简(当时造纸术尚不成熟,书都是写在竹简上的)都散落佚失或残缺不全了,即使是同时代的张仲景撰写的《伤寒杂病论》也遭到同样的命运。作为太医令的王叔和,深知这部医学著作的伟大价值,心中十分不忍,他暗下决心要使这部旷世的奇书恢复其真正的面貌。他首先要做的是探查和搜集仲景原书旧论,并到各地四处寻找该书的原本。功夫不负有心人,在他的努力之下,终于成功地得到了全本的《伤寒杂病论》。之后,王叔和开始了文献的整理和修复工程,终于将仲景的遗作以接近原书的状态保留了下来。

苟无叔和，焉有此书

正是因为王叔和的初步整理，《伤寒论》才能够流传至今。正如金·成无己所言："仲景《伤寒论》得显用于世，而不堕于地者，叔和之力也。"宋·林亿曾曰："仲景之书及今八百余年，不坠于地者，皆其力也。"清·徐大椿亦称："苟无叔和，焉有此书？"王叔和对中医古代文献的整理性研究，为后世留下了珍贵的资料。若没有他的整理，今人也就很难了解张仲景在医学上的成就与贡献。因此王叔和对《伤寒论》整理研究有着承上启下、继往开来的作用。但由于各种原因的影响，王叔和整理的《伤寒杂病论》内容只是该书关于外感伤寒病的内容，就是后来所说的《伤寒论》；而另一部分关于内伤杂病的内容没有找到。直到唐朝，人们发现了一本已经被虫蛀了的小册子，里面的一部分内容正与《伤寒论》相同，另外还有一些内容，是论述杂病的文句，当时尚未见诸于世。但从其文风和词藻来看却与《伤寒论》极为相似。虽然这本小册子只是一种部分内容的摘抄本，但终究是一大收获。人们将其中有关于伤寒部分的内容删去，将杂病部分整理出版，取名为《金匮要略》。这部分关于杂病的论述，为后世医家处理许多棘手的医学问题提供了极大的帮助。

食不欲杂

王叔和在养生方面还有一些精辟的论述。在养生学上，他主张从起居饮食方面进行调摄，以求得长寿，却病延年。他所提出的饮食不可过于杂乱、要适量饮食的保健思想，是我国医学注重饮食养生最早的、较系统的论述。如他指出：饮食过杂则易侵犯或伤害人体，引发疾病。即使当时不发病，没有什么痛苦，积久为患，也会引起疾病。提示我们在日常生活中，尽管五谷杂粮含有丰富的营养成分，有益于健康，也应适当注重搭配，中医强调食物的"四气五味"与个人体质相互适应与配合。更不能一次同时食用太多，影响人体对食物的消化吸收。另一方面，饮食过杂又会出现"积久为患"。王叔和还提出"食啖鲑肴，务令简少"，即遇到佳肴美味等丰富的食物，应当控制自己，尽量少吃，不能贪食多饮。否则长期服用会导致营养过剩，引发多种疾病。

相关链接

四气五味：中药药性理论的基本内容。四气指药物有寒、热、温、凉四种不同的药性，又称四性；五味指药物有酸、苦、甘、辛、咸五种不同的药味。

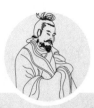

针灸"鼻祖"皇甫谧

皇甫谧（215—282），幼名静，字士安，自号玄晏先生。安定郡朝那县（今甘肃省灵台县）人，后徙居新安（今河南新安县）。三国西晋时期学者、医学家、史学家，东汉名将皇甫嵩的曾孙。他一生以著述为业，后虽因患风痹疾（中风半身不遂）回归故里，依然手不释卷。他的著作《针灸甲乙经》是中国历史上第一部针灸学专著，也因此确立了他在针灸学史上的学术地位，被誉为"针灸鼻祖"。除此之外，他还编撰了《历代帝王世纪》《高士传》《逸士传》《列女传》《元晏先生集》等书，在中国文学史上同样负有盛名。挚虞、张轨等都为其门生。

浪子回头

皇甫谧出身于东汉名门世族，曾祖皇甫嵩因镇压黄巾起义有功，官拜征西将军、太尉。后来，皇甫氏族渐渐没落。他出生后不久，他的母亲就去世了，家道更加衰落。因此，他在很小的时候就被过继给其叔父，并迁居到新安。叔父、叔母，尤其是叔母很疼爱他。皇甫谧自幼贪玩，无心向学，人们笑他是傻子。到了十七岁，他虽人高马大，竟"未通书史"，整天东游西荡，如脱缰的野马。叔母恨铁不成钢，常常为他的前途而忧虑。一天，在气愤之余，叔母把贪玩的皇甫谧赶出家门，想要教训他。谁知他跑到外边弄来了香瓜、甜果之类的东西送给他的叔母任氏。任氏却对他说：《孝经》说：'即使每天用牛、羊、猪三牲来奉养父母，仍然是不孝之人。'你今年二十岁，眼中没有教育，心思不入正道，没有什么可以拿来安慰我的。"并叹息说："从前，孟母三迁，使孟子成为仁德的大儒；曾父杀猪使信守诺言的教育常存，难道是我没有选择好邻居，教育方法有所缺欠？不然，你怎么会如此鲁莽愚蠢呢！修身立德，专心学习，受益的是你自己，跟我有什么关系呢！"皇甫谧听了这番话，心中十分不安。顿悟自己原来已经虚度了 20 年的光阴，实在羞愧难当。于是痛下决心，立志努力学习，不敢再有丝毫懈怠。自此以后，即使是在家中种地时，他也不忘背书和阅读。浪子回头的皇甫谧，对百家之说尽数阅览，最终成为了一个学识渊博而沉静少欲的学者，并著有《孔乐》《圣真》等书，在文学方面也取得了很高的成就。

书　淫

曾经有人劝说皇甫谧为了赢得名声需要广泛结交天下名士。他却说："不是圣人，哪能靠做官交友博取好名呢？住在乡村照样可以享有尧舜之道的美名。"皇甫谧还写了《玄守论》来回答劝他广泛结交的人，他写道曾经有人劝说自己："富贵是人人都想得到的，贫贱是人人都厌恶的，为什么不顾惜自己，等待困穷而不做改变呢？况且从道义上讲，最可贵的是治理国家，而对一般的人来讲，及时行乐便是美事。先生已经年老，到牙齿脱落的时候连温饱都没有解决，今后死在山沟河谷之中，又有谁知道呢？"皇甫谧回答道："人最看重的是生命；道最渴求的是形体的完美。

生命和形体都不应该被疾病所侵害，如果扰乱了形体以致于损及性命，又怎么谈得上脱离贫贱而存富贵呢？我听说吃人家俸禄的人，就得分担人家的忧患，形体强壮的人尚不堪忍受，何况我体弱多病呢？对于文士来说，贫穷是司空见惯的，讲究道义的人的确也常受到轻视，然而处于贫穷之中却可以得到道的真谛，一辈子没有忧患，与那种为了追求富贵扰神耗精相比谁好谁坏，不言而喻！另外，生时不为人知道，死时不被人惋惜，这样的人才是最得道的！聋哑的人，是天下最得道的人。一个人死了，天下的人都为他号啕大哭，因为他的死，对天下有很大的损失；有的人健在，全国的人都为之而欢欣鼓舞，因为他的健在，对全国人都有好处。然而，天下人的哭或笑，并不能使该死的人不死，该生的不生。所以有至道至德的人，不会因外界影响损益到他的死生。为什么呢？因为他的体魄很健壮。如果为了换回天下人的悲痛而去追求损害生命的名利，违背全国人的心意去追求无益于身的富贵，这哪是道德的至高境界呢！只有不追求名利，才会无损于性命，身体才会更坚强；只有不求无益于身体的富贵，道行才会更深厚。身体坚强就不会损及生命，道行深厚就不会变浅薄。如果能保持坚实的身体、深厚的道行，将名利、富贵置之度外，看作只是形体表面的东西，那么我的道行是最完善的。"皇甫谧在道学思想的影响下，毅然决然地放弃仕途，潜心钻研典籍，常常废寝忘食，所以当时人说他是"书淫"。

洛阳纸贵

洛阳纸贵本意说的是著名文学家左思，构思十年著成《三都赋》，《三都赋》及其序文一问世，立刻引起轰动，洛阳城里的豪贵人家竞相传抄，城里的纸张价格也因此而水涨船高。当时，皇甫谧正处于苦学不辍的时期，于经史各家及文学历史等均有很深的研究。由于他的博学多才，医学与文学都达到很高的造诣。他尤其擅长撰文，写出了许多脍炙人口的诗赋。左思《三都赋》的序言部分就是皇甫谧所作，足见他在当时文学地位之高。

朝闻道，夕死可也

皇甫谧成名之后，本来可以走上一条飞黄腾达的仕途道路，但是他不愿意做官，也不鼓励别人做官。40 岁那年，皇甫谧因中风而半身不遂，耳朵也聋了，十分痛苦，但他在学习上仍不敢怠慢。有人不解，问他：为何在身体如此糟糕的状况下还对学习这么沉迷？"他说："朝闻道，夕死可也。"就是说如果早上通过学习每天明白了一个道理，就算晚上便死去，也是值得的。当朝皇帝敬他品格高尚、学识丰富，再次请他去做官，他还是回绝了，只是向皇上借了一车的书来读。一个身体如此不方便，却依然痴迷于读书，追求真理的人，也是世间罕见。

《针灸甲乙经》

皇甫谧 54 岁时，因误服寒食散生了一场大病。疾病带来的痛苦，使他认识到能解除患者痛苦的医生的伟大与可贵，因此，他在抱病期间，自读了大量的医书，其中他对针灸学十分感兴趣。但是随着研究的深入，他发现以前的针灸书籍深奥难懂而又错误百出，十分不便于学习和阅读。于是他通过自身的体会，摸清了人身的脉络与穴位，并结合《灵枢》《素问》和《明堂孔穴针灸治要》等书，悉心钻研。他删其浮辞，除其重复，做了十分繁重的选材整理工作，吸收前人理论与实践精华，总结了魏晋以前的针灸学成就，并加入了自己的实践经验而著成《针灸甲乙经》。该书卷一至卷六为中医基本理论和针灸基础知识，卷一主要论述人体的生理功能以及脏腑与肢体五官的关系等；卷二论述十二经脉、奇经八脉、十二经标本、经脉的循行路线和发病情况以及骨度、肠度等；卷三为腧穴主治部分，共有腧穴 348 个（其中单穴 49 个，双穴 299 个）和阿是穴，并采用分部依线的方法，划分了头面、颈、胸、腹、四肢等 35 条线路，详细叙述了各穴的部位、针刺深度与灸的壮数；卷四叙述了诊法，包括望闻问切四诊的具体内容，重点论述了四时平脉与脏腑病脉、死脉以及三部九候的诊断方法；卷五为针道，详述了九针的形状、长度和作用、针刺的手法和补泻的方法、针刺的禁穴与禁忌等；卷六以阴阳五行学说为核心，论述了生理与病理方面的一些具体问题。卷七至卷十二为临床治疗部分，包括内、外、妇、儿等科，尤以内科为重点，涉及多种病证。在治疗方面，书中介绍了晋以前针灸治疗各种疾病丰富而宝贵的经验，全书共列腧穴主治 800 多条，为后世针灸治疗学的发展打下了良好的基础。同时《针灸甲乙经》的腧穴和腧穴主治部分保留了已失传的《明堂孔穴针灸治要》的内容。

针灸之祖

　　《针灸甲乙经》又称《黄帝甲乙经》《黄帝三部针经》《黄帝针灸甲乙经》。这是我国现存最早的一部理论联系实际、有重大价值的针灸学专著，对针灸的发展起了承前启后的巨大作用，被人们称作"中医针灸学之祖",被列为学医必读的古典医书之一。唐代医家王焘评价它是"医人之秘宝,后之学者,宜遵用之"。此书问世后,唐代医署就开始设立针灸科,并把它作为医生必修的教材。晋以后的许多针灸学专著,大都是在参考此书的基础上加以发挥。直至现在,我国的针灸疗法,虽然在穴名上略有变动,而在原则上均本于它。此书还传到国外,受到各国,特别是日本和朝鲜的重视。公元701年,在日本法令《大宝律令》中明确规定将《针灸甲乙经》列为必读的参考书之一。足见皇甫谧的《针灸甲乙经》影响之深远。

相关链接

阿是穴:穴位分类名,又名不定穴、天应穴、压痛点。这类穴位一般都随病而定,多位于病变的附近,也可在与其距离较远的部位,没有固定的位置和名称。它的取穴方法就是以痛为腧,即人们常说的"有痛便是穴"。临床上医生根据按压使病人有酸、麻、胀、痛、重等感觉和皮肤变化而予以临时认定。

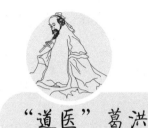

"道医"葛洪

葛洪（284—364），字稚川，自号抱朴子，丹阳郡句容（今江苏省句容县）人，为东晋道教学者、著名炼丹家、医药学家。他出身于官宦之家，祖上在三国吴时，历任御史中丞、吏部尚书等要职，封寿县侯。其父悌，继续仕吴。吴亡以后，初以故官仕晋，最后迁邵陵太守。葛洪为悌之第三子，颇受其父之娇宠。可惜，在他十三岁时父亲就去世了。他如此描述之后的生活："饥寒困瘁，躬执耕稿……伐薪卖之，以给纸笔，就营田园处，以柴火写书。"虽然家道败落，但葛洪在读书上却一刻不弃，十六岁的葛洪开始读《孝经》《论语》《诗》《易》等儒家经典，尤喜"神仙导养之法"，自称"少好方术，负步请问，不惮险远。每以异闻，则以为喜。虽见毁笑，不以为戚"。《晋书·卷七十二》记载："洪少好学，家贫，躬自伐薪，以贸纸笔，夜辄写书诵习，遂以儒学知名。性寡欲，无所爱玩，不知棋局几道。为人木讷，不好荣利，闭门却扫，未尝交游……时或寻书问义，不远数千里崎岖冒涉，期于必得，遂究览典籍，尤好神仙导养之法。"葛洪后从郑隐学炼丹秘术。

弃戎从医

　　西晋太安二年（303年），江南大乱，张昌、石冰于扬州起义，大都督秘任葛洪为将兵都尉，由于其镇压起义军有功，被任命为伏波将军。事件平息之后，葛洪便"投戈释甲，径诣洛阳，欲广寻异书，了不论战功"。此时，正遇上"八王之乱"，又恰逢他的故友嵇含担任广州刺史，请他去做参军，并担任先遣。葛洪觉得此行既能放弃军旅生涯，又可躲避战乱，于是就欣然前往。偏偏天不遂人愿，就在此时，友人嵇含又被他的仇人郭励杀害了。老友遇难，暂无去处，他只能滞留在广州。葛洪年轻之时就历经磨难，他感叹道："荣位势利，譬如寄客，既非常物，又其去不可得留也。隆隆者绝，赫赫者灭，有若春华，须臾凋落。得之不喜，失之安悲？悔吝百端，忧惧兢战，不可胜言，不足为矣。"此时此地，他悲伤的心情难以言表，于是他放弃外界的事物，寄情于服食养性。在追求养生之术的过程中，他有幸拜鲍靓为师，跟随老师修道，并深得鲍靓器重。老师的女儿名鲍姑，擅长灸

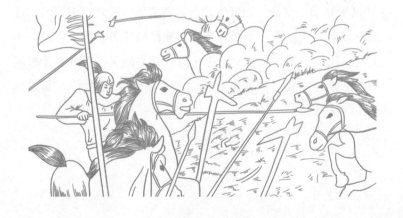

法，葛洪取她为妻，夫妻双双比翼齐飞，在中国医学史上留下美名。又后来，葛洪又拜鲍玄为师，开始学习道家的炼丹术。

罗浮山炼丹著述

建兴四年（316 年），葛洪还归故乡，当时正是东晋开国之时。皇帝因念他有旧功，给他赐爵关内侯。咸和（326—334 年）初，司徒王导召他补州主簿，再转为司徒掾，迁咨议参军，又荐为散骑常侍，但都被他一一谢绝了。葛洪辞官不做，开始遍游名山，继续开展他的炼丹术。据《至德县志》记载："晋朝丹阳人葛洪，尝炼丹于留山。"葛洪在留山炼了一段时间的丹药，又要到别处寻山炼丹，众人都极力挽留他，可他还是执意走了，此山因此而得名为留山。后来葛洪听说交趾产丹砂，于是他率领子侄一班人马南下广州，接受了刺史邓岳的挽留，在罗浮山开始他的炼丹生涯，与此同时，著书立说，笔耕不辍。他一生著作颇多，有《玉函方》《抱朴子·内篇》二十卷、《抱朴子·外篇》五十卷、《碑颂诗赋》百卷、《军书檄移章表笺记》三十卷、《神仙传》十卷、《隐逸传》十卷、《神仙服食药方》十卷、《遁甲秘要》，又抄五经七史百家之言、兵事方技短杂奇要三百一十卷。另有《金匮药方》等，但大多亡佚。葛洪采《玉函方》之精华，编成《肘后救卒方》（又名《肘后备急方》）三卷，流传至今。

德行不修，不得长生

葛洪继承并发展了早期道教的神仙理论，在《抱朴子·内篇》中，他不仅全面总结了晋以前的神仙理论，并系统地总结了晋以前的神仙方术，包括守一、行气、导引和房中术等。同时他又将神仙方术与儒家的纲常名教相结合，强调"欲求仙者，要当以忠孝和顺仁信为本。若德行不修，而但务方术，皆不得长生也"。并把这种纲常名教与道教的戒律融为一体，要求信徒严格遵守。他说："览诸道戒，无不云欲求长生者，必欲积善立功，慈心于物，恕己及人……见人之得如己之得，见人之失如己之失，不自贵，不自誉，不嫉妒胜己，不佞谄阴贼，如此乃为有德，受福于天，所作必成，求仙可冀也。"主张神仙养生为内，儒术应世为外。他在《抱朴子·外篇》中，专论人间得失，世事臧否；主张治乱世应用重刑，提倡严刑峻法；匡时佐世，对儒、墨、名、法诸家兼收并蓄，尊君为天。他还提出文章与德行并重，君子立言当有助于教化的观点。

炼丹术

在中国古代封建社会里，贵族官僚为了永远享受骄奢淫逸的生活，妄想长生不老。有些人就想炼制出"仙丹"来，为了满足他们的奢欲，就形成了一种炼丹术。炼丹的人把一些矿物放在密封的鼎里，用火来烧炼。矿物在高温高压下就会发生化学变化，产生出新的物质来。在炼丹的过程中，人们发现了一些物质变化的规律，这就成为了现代化学的先声。炼丹术在我国发展得比较早，葛洪是最具代表性的中国古代炼丹家。他在炼丹方面颇有心得。《抱朴子·内篇》中具体描写了有关炼制金银丹药等多方面的化学知识，也介绍了许多物质的性质和变化。

例如"丹砂烧之成水银，积变又还成丹砂"，即加热红色硫化汞（丹砂）能分解出汞，而汞加硫黄又能生成黑色硫化汞，再变为红色硫化汞，揭示了化学反应的可逆性。又如"以曾青涂铁，铁赤色如铜"，就描述了铁置换出铜的反应等。他还指出，用四氧化三铅可以炼铅，铅也能炼成四氧化三铅。在葛洪的著作中，还记载了雌黄和雄黄加热后升华，直接成为结晶的现象。由于长期从事炼丹实验，积累了丰富的经验，他在《抱朴子·内篇》中的《金丹》和《黄白》篇中，系统地总结了晋以前的炼丹成就，介绍了一些炼丹方法，记载了大量的古代丹经和丹法，勾画了中国古代炼丹的历史梗概，提供了原始实验化学的珍贵资料，对隋唐炼丹术的发展具有重大影响，葛洪也因此成为中国古代炼丹史上一位承前启后的炼丹家，是制药化学的先驱者。

简便廉验

葛洪的著作《肘后备急方》（简称《肘后方》）的书名意思是可以常常备在肘后（带在身边）的应急书，表明此书应当随身携带，类似于现在的急救手册。书中收集了大量救急用的方子，这都是他在行医、游历的过程中收集和筛选出来的，他特地挑选了一些比较容易弄到的药物，即使必须花钱买也很便宜，改变了以前的救急药方不易懂、药物难找、价钱昂贵的弊病。他还强调灸法的使用，用浅显易懂的语言，清晰明确地注明了各种灸的使用方法，只要弄清灸的分寸，不懂得针灸的人也能使用。他还提出了不少治疗疾病的简单药物和方剂，其中有些已被证实是特效药。如松节油治疗关节炎，雄黄、艾叶可以消毒，铜青（碳酸铜）治疗皮肤病，密陀僧可以防腐等。因为雄黄中所含的砷有较强的杀菌作用，艾叶中含有挥发性的芳香油，毒虫很怕它，所以我国民间在五月节前后烧燃艾叶驱虫；铜青能抑制细菌的生长繁殖，所以能治皮肤病；密陀僧有消毒杀菌作用，所以用来做防腐剂。后来人们从此书总结出中医药简、便、廉、验的四大特色。

肘后救卒

　　葛洪注重研究急病。他所指的急病，大多属于今天所谓的急性传染病，古代称为"天刑"，认为这些病是天降的灾祸，是鬼神作怪。但葛洪明确说明，急病不是鬼神引起的，而是由疠气传染所导致的。他排除迷信，指出急病是外界的物质因素引起的，这种见解超越了前人。《肘后备急方》中还记载了犬咬人引起的病症。人被疯狗咬了，非常痛苦，病人受不得一点刺激，只要听见一点声音，就会抽搐痉挛，甚至听到倒水的响声也会抽风，所以有人把疯狗病又叫作"恐水病"。在那个时代，对这种病没有什么办法治疗。葛洪受古人有以毒攻毒的办法的启示，如《黄帝内经》就把中药划分为"大毒""常毒""小毒""无毒"等，就是运用药物的偏性来治病的。葛洪想到，疯狗咬人，一定是狗嘴里有毒物，从伤口侵入人体，使人中了毒。能否用疯狗身上的毒物来治这种病呢？他把疯狗捕来杀死，取出脑子，敷在病人的伤口上，果然有的人没有再发病。纵观中国古代名医，他们大多以超人的毅力学习、探索和研究中医药学，葛洪就是其中之一。他的一生颇具传奇色彩，他用他的聪明才智开拓和发现了许多前人所未知的知识领域，在中医临床急症医学方面作出了突出的贡献。

瘟疫防治

《肘后方》中最早记载了一些传染病如天花、恙虫病的证候及诊治方法。书中记载：有一年发生了一种奇怪的流行病，病人浑身起一个个的疱疮，起初是些小红点，不久就变成白色的脓疱，很容易碰破。如果不好好治疗，疱疮一边长一边溃烂，人还要发高烧，十个有九个都治不好，就算侥幸治好了，皮肤上也会留下一个个的小瘢痕。小瘢痕初起发黑，一年以后才变得和皮肤一样颜色。葛洪描写的这种奇怪的流行病，正是后来所说的天花。恙虫病又叫做"沙虱毒"。现代医学研究发现，沙虱毒的病原体是一种比细菌还小的微生物，叫"立克次氏体"。沙虱（一种虫子，生长在南方）蜇人吸血的时候就把这种病原体注入人的身体内，使人得病发热。葛洪是通过艰苦的实践，才认知了这种疾病。由于他酷爱炼丹，在广东的罗浮山里住了很久，这里的深山草地里就有沙虱。沙虱比小米粒还小，不仔细观察根本发现不了。葛洪不但发现了沙虱，还通过研究认识了它是传染病的媒介。"天行发斑疮"是全世界最早有关天花的记载。现代医学种牛痘可以预防天花，注射脑炎疫苗可以预防脑炎，注射破伤风细菌的毒素可以治疗破伤风。这些方法都是近代免疫学的研究成果。葛洪对狂犬病能采取预防措施，可以称得上是免疫学的先驱。欧洲的免疫学是从法国的巴斯德开始的，他用人工的方法使兔子得疯狗病，把病兔的脑髓取出来制成针剂，用来预防和治疗疯狗病，原理上与葛洪基本相似。

《肘后方》中记载的常山，已被现代医学证实是抗击疟疾的特效药。对于青蒿治疗疟疾的技术，葛洪明确指出："青蒿一握，以水二升渍，绞取汁，尽服之。"中国中医科学院中药研究所屠呦呦研究员则根据这一记载，注意到该药不用煎煮（不破坏其中的有效成分）的提示，从青蒿中提取出青蒿素，运用于现代临床，成为一种高效低毒的新型药物。屠呦呦研究员也因此获得2015年诺贝尔生理学或医学奖，震惊世界。

相关链接

> 免疫：就是免于得传染病。细菌和病毒等侵入我们的身体，我们的身体本来有排斥和消灭它们的能力，所以不一定就会发病，只有在身体的抵抗力差的时候，细菌和病毒等才能使人发病。免疫的方法就是设法提高人体的抗病能力，使人免于发病。注射预防针，就是一种免疫的方法（现代免疫学的内容越来越丰富，注射预防针只是其中的一个方面）。

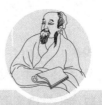

"山中宰相"陶弘景

陶弘景（456—536），字通明，自号华阳隐居，丹阳秣陵（今江苏省南京市）人，死后谥贞白先生，道教思想家、医学家、炼丹家、文学家。陶氏生于江东名门，祖父陶隆，在南朝宋时侍从孝武帝征战有功，封晋安侯。父陶贞宝，深解药术，博涉子史，官至江夏孝昌相。陶氏曾为诸王侍读，做过左卫殿中将军。齐永明十年（492年），他辞官赴句曲山（茅山）隐居，从孙岳游学，并受符图经法，遍历名山，寻访仙药。《梁书·处士传》称其"圆通谦谨，出处冥会，心如明镜，遇物便了"，可见其聪明才智、悟性之高。由于他父亲被妾所害，因此他立志终身不娶。史书记载，陶弘景从梁天监四年（505年）至普通六年（525年），进行了长达二十年的炼丹实践，对充实和丰富我国后世本草学，推动原始化学的发展具有积极作用，是继魏伯阳、葛洪之后又一著名炼丹家。

陶氏思想源于老子和庄子，并受到葛洪道教的影响，亦杂有儒家和佛家观点，主张儒、佛、道三家合流。对历算、地理、医药等都有一定研究。他整理古代的《神农本草经》，并增收魏晋间名医所用新药，著成《本草经集注》七卷，共载药物730种，并首创沿用至今的药物分类方法，以玉石、草木、虫兽、果、菜、米食分类，对本草学的发展有一定的影响（原书已佚，现在敦煌发现残本），其内容为历代本草书籍收载，得以流传。另著有《真诰》，是道家重要典籍之一。他的文章《答谢中书书》被选入人教版八年级语文上册。还有《养性延命录》《华阳陶隐居集》等著作流传。陶氏能书善画，通琴棋，书法工于草隶，流传于世的书画有《二牛图》《山居图》等。

华阳隐居

陶弘景幼年聪慧，博览群书。自从他阅读了葛洪的《神仙传》后，便产生了隐居山林、修仙养道的想法。他常对人说："仰观青云白日所显现的天象，离我归隐山林修仙养道的时日不远了。"陶弘景起初官拜宜都王侍读，后来改迁奉朝请，这是一个闲职，只要定期参加一些朝会了事。齐武帝永明年间，陶弘景便辞去官职归隐茅山。茅山有个金陵洞，洞长环回一百五十余里，又叫华阳洞天，内有三茅司命的府庙，因此当时人们叫它茅山。由于这个洞名，陶弘景自号为华阳隐居。此后，凡有记载他的书文，都用华阳隐居这个称谓。

山中宰相

陶弘景不仅聪明，也很勤奋，四五岁时，常以芦荻为笔，在灰沙上学写字。他十岁时看了葛洪的《神仙传》等著作，昼夜研读，深受其影响，十五岁著《寻山志》。长大以后，陶弘景"神仪明秀，朗目清眉"，深受统治者的赏识。二十岁被引为诸王侍读，后拜左卫殿中将军。公元492年，陶弘景36岁，他的好友萧衍取得了帝位（梁武帝），而他正过着隐居的生活，徘徊于山水之间，以听松涛、吟咏为乐。萧衍称帝之后，想让陶弘景出山为官辅佐朝政。先是东阳郡守沈约"累书邀之"，他不至；接着，梁武帝"屡加礼聘"，他也不出。于是梁武帝就问他："山中有什么，为什么不出山呢？"他先写了一首诗，后画了一幅画作为回答。诗为《诏问山中何所有赋诗以答》："山中何所有，岭上多白云。只可自怡悦，不堪持寄君。"而画上画了两头牛，一头散放于水草之间，自由自在；而另一头则锁着金笼头，被人用牛绳牵着，并被牛鞭驱赶。梁武帝看了诗和画，领会他的用意，就不再强迫他出来做官了。看在多年好友的份上，陶弘景也时常写回信给梁武帝，指点政策。就这样，在朝廷与山间音信不断，他虽身在方外，却俨然成为了朝廷中重要的决策人物。他在山中建了一幢三层的楼房，关门读书，与世无争。由此，也就赢得了"山中宰相"的称谓。

慕道求仙

在养生问题上陶弘景主张形神双修，养性与炼形并重。道教有一个修炼方法叫外丹术。外丹术就是用炉鼎烧炼矿物类药物，企图炼制出令人长生不死之仙丹的一种实验活动，属早期道教中影响最大的用以追求成仙的方法。炼丹活动是企图得到黄金之类的性质稳定、不易朽坏之物，并希望通过服食之而达长生不朽。后来的道教认为，"道"生万物有着特定的程序（道生一、一生二、二生三），人们只要能够在丹炉中浓缩再现这个过程，依"道"之造化规律来运用"火候"烧炼药物，令这些药物逆宇宙生成之程序而返回它们从"道"生来时的状态，然后服食之，便可令人长生不死，即所谓"夺天地造化之功，盗四时生成之物"。

炼丹过程中发现了一些性质不稳而比较容易发生变化的物质（如水银和铅粉等），象征着它从宇宙生化程序的一个阶段返回了另一个阶段，认为经过多次"还炼"之后即可回复至"道"的状态，人若服用了这种经过还炼的丹药（如九转还丹）之后，即可随之回复至"道"的境界，永存不灭。道教多认为服食外丹是成仙的唯一途径。晋代葛洪就曾说："不得金丹，但服草木之药及修小术者，可以延年迟死耳，不得仙也。"唐末五代以后，外丹术由于所成丹药多具有毒性而常常令服用者中毒身亡，故开始逐渐衰落而终被内丹术取代。

紫青烟起

萧衍占领了建康（今江苏省南京市），军队行至新林，正是齐梁禅代之际，陶弘景派弟子取小道上表迎候，引用图谶，认为天下必归梁。因此梁武帝萧衍即位后，对他恩宠有加，常常送给他黄金、朱砂、曾青、雄黄等原料用于炼丹。他在炼丹过程中掌握了许多化学知识，例如汞可与某些金属形成汞齐，汞齐可以镀物；指出水银"能消化金、银成泥，人以镀物是也"；胡粉（碱式碳酸铅）和黄丹（四氧化三铅）不是天然产物，而是由铅制得，指出胡粉是"化铅所作"，黄丹是"熬铅所作"。在炼丹药的过程中，他还记载了硝酸钾的火焰分析法："先时有人得一种物，其色理与朴硝大同小异，䒷䒷如握雪不冰。强烧之，紫青烟起，仍成灰，不停沸，如朴硝，云是真消石也。"所谓"紫青烟起"就是钾盐所特有的性质。陶弘景的这一记载是世界化学史上钾盐鉴定的最早记录。

养性延命

陶弘景十分重视道教养生学的研究，主张道士的修炼应从养神、炼形入手。为总结道教在养神、炼形方面的修炼经验，他撰写了《养性延命录》一书。强调养神当"少思寡欲"，"游心虚静，息虑无为"，调节喜怒哀乐情绪，防止劳神伤心；炼形则要"饮食有节，起居有度"，应避免过度辛劳和放纵淫乐，辅以导引、行气之术，方能延年益寿，长生久视。

千古名山犹姓陶

传说陶弘景曾在安固（今瑞安）福泉山结草为庐，采药种药，种甘蔗（药用），为穷人治病不取分文。群众感其恩，将他住过的地方称"陶山"，种药的地方称"药齐"，山称"药齐项"，甘蔗称"陶蔗"。他练功的地方常有白云缭绕，陶诗有云："山中无所有，岭上多白云。"故这一带旧称"白云乡"。如今，陶山寺尚留有清人撰写的楹联："六朝霸业成逝水，千古名山犹姓陶。"他的骈文《答谢中书书》："山川之美，古来共谈。高峰入云，清流见底。""晓雾将歇，猿鸟乱鸣；夕日欲颓，沉鳞竞跃。"此文清雅而精美，是六朝山水小品的名作之一。陶弘景为寻仙访药，常漫游于名山大川中，行至山幽水静的美景之处，坐卧其间，吟诗作赋。作为隐士，他淡泊名利，志存高远，也被历来文人所传诵。

诸病通用药

陶弘景十分喜爱医药学，读了很多医药书，但他不拘于书中的言论，经常亲自到大自然中去寻找药物，并以实际的观察来印证书中的内容，他编写了继《神农本草经》之后的第一部药学专著《本草经集注》。该书在描述的内容、所载药物的数量以及分类方法等方面，都比《神农本草经》上了一个新的台阶。经过系统的归纳和总结，他第一次提出了"诸病通用药"的概念，就是将药物的功用主治和疾病特点两个方面相结合进行的一种十分切合临床使用的归纳方法。如书中提到"治风"的通用药有防风、防己、秦艽等；"治黄疸"的通用药有茵陈、栀子、紫草、白薇等。这种方法的创立为临床医学家提供了很大的便利。

集注本草

陶弘景生活的年代，本草著作有 10 余部之多，但无统一标准，内容散乱，草石不分，虫兽无辨，临床运用颇为不便。于是，陶氏担负起重任，将当时所有的本草著作分别整理成《神农本草经》及《名医别录》，并进而把两者合而为一，加上个人在这方面的心得体会，著成《本草经集注》，共收药物 730 种，成为我国本草学发展史上的一个里程碑。他以实事求是的态度研究每一味药物，对本草学进行系统整理并进行创造性的发挥。他首先对《神农本草经》原有的三百六十五种药进行订正、补充和说明，经常深入药材产地，了解药物的形态、采制方法，遇到疑难就去调查研究，亲自采集药物，并用于临床，这是他几十年养成的习惯。在对各种药味进行研究时，他还发现许多药物虽被指为药用，但其实有名无实，毫无价值。如徐长卿、屈草、扁青等，他把这类药列为"有名无用"类。《本草经集注》问世以后，对后世医家的影响很大，唐代的第一部国家药典《新修本草》，就是在此书的基础上进一步修订补充后完成的。

本草赤字

陶弘景在研究前人的著作，整理前世的医籍时，十分尊重原作，决不乱涂乱改，也不信口雌黄，即使有补充，也把自己的说法和原书的说法区分开来。在把他本人搜集到的三百六十五种药加入《神农本草经》时，为了谨慎起见，他有的用"黑"字写，有的就用"红"字写。赤字是本经正文，黑字是后来加入的。所以，后人有"本草赤字""本草黑字"之称。在当时历史条件下，能应用朱书、墨书的方法来区别《本经》和《别录》的原文来整理医籍，是多么细心、严谨、周密、实用啊！这也是我们今天整理中医古籍的一面镜子，值得千古流传。

蜾蠃衔螟蛉幼虫作子之谜

《诗经·小宛》中有"螟蛉有子，蜾蠃负之，教诲尔子，式谷似之"几句，旧注说，蜾蠃（一种细腰蜂）有雄无雌。繁殖后代，是由雄的把螟蛉（青蜘蛛）的幼虫衔回窝里，叫那幼虫变成自己的样子而成为后代。曾经有朋友问陶弘景这是怎么回事，他就以"一事不知，深以为耻"的探索精神，对此事做了仔细研究。他先去查书本，发现书本上说得跟《诗经》旧注一模一样。他想：这些书尽是我抄你，你抄我的，查书是查不出什么名堂了。何不亲自到现场看个究竟呢？于是，他来到庭院里找到一窝蜾蠃，经过几次细心的观察，他终于发现，那螟蛉幼虫并非用来变蜾蠃的，而是蜾蠃衔来放在巢里，等自己产下的卵孵出幼虫时，将其作为幼虫的"粮食"。蜾蠃不但有雌的，而且有自己的后代。而蜾蠃衔螟蛉幼虫作子之谜，终于被陶弘景用调查研究的办法破解了。

相关链接

> 导引：是一种古老的养身、疗病方法，始于秦汉时期，在《黄帝内经》中，总结了导引疗法的适应证有痿、厥、寒、热和息积等。汉代医家对导引疗病的认识逐步加深，使用导引疗法的适用范围愈益扩大。

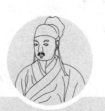

"苍生大医" 孙思邈

    孙思邈（541—682），号真人，又号太白处士，京兆华原（今陕西省耀县孙家塬）人，唐代著名的医药学家，是一位集道、佛、儒三教于一体的饱学之士，有"圣童"之称，后世尊其为"药王"。据《旧唐书·孙思邈传》记载，他幼年时身患疾病，为治病而倾尽家财，少年时立志从医，20岁时，他开始行医于乡邻亲友之间，通过自己的调治，他的身体也日益强壮起来。他勤奋钻研医学，从青丝直到白头，医术高超却淡泊名利，帝王多次征诏，都被他拒绝了。为了追求自己的医学梦想，孙氏曾先后隐居于五台山、终南山、太行山、嵩山和峨眉山，常常是一边行医，一边采药，并广泛搜集民间验方，力行养生之术。

    他一生结交甚广，如通晓养生的孟诜，历史学家魏征，文学家宋令文、卢照邻等人，都"以师事之"。他耗尽毕生精力，将自己的学术和经验编撰成《备急千金要方》和《千金翼方》等著作，收录了药物800余种、药方5000余首，集当时和前代医药学之大成，被誉为中医临床医学的百科全书。这两部书问世后，备受世人瞩目，也曾飘洋过海，影响广泛。孙思邈去世之后，人们为了纪念这位伟大的医药学家，将他隐居过的陕西五台山改名为药王山，并在山上为他建庙塑像，树碑立传。

人命至重，有贵千金

孙氏说："二仪之内，阴阳之中，唯人最贵。""人之所贵，莫贵于生。"因此"有智之人"，必当"爱惜生命"。就是说，天地之间唯有人的生命才是最宝贵的，一个聪明而有智慧的人一定要懂得保护和爱惜生命。所以他将自己编纂的著作以"千金"命名，目的就是告诫世人要珍爱生命。《备急千金要方》中《大医精诚》曰："凡大医治病，必当安神定志，无欲无求，先发大慈恻隐之心，誓愿普救含灵之苦。"就是说临床医生要以治病救人为先，要关心人民的疾病痛苦，处处为患者着想，对前来求医的人，不分高贵低贱、贫富老幼，亲近疏远，皆平等相待。他外出治病，不分昼夜，不避寒暑，不顾饥渴和疲劳，全力以赴。临证时，医者要精神集中，认真负责，不草率从事，不考虑个人得失，不嫌脏臭污秽，专心救护。特别是他提倡医生治病时，不能借机索要财物，应该把注意力集中到解除病人痛苦的方法和手段上。《大医精诚》较全面地论述了作为医生所应恪守的道德标准，他也因此成为医学之楷模。

博极医源，多思善悟

孙氏的《大医习业》，强调医学是至精至微之事，必须上知天文、下知地理、中知人事方可为医。他分析了那种"读方三年，便谓天下无病可治；及治病三年，乃知天下无方可用"的无知表现，提出凡欲成为大医者，必须熟谙经典著作及各大家的成就，还要旁通各门学科，善于思考总结。"胆欲大而心欲小，智欲圆而行欲方。"孙思邈用这一句名言总结了医生诊病时的精神境界和行为准则。胆大，是要有如赳赳武夫般的自信；心小，是要如同在薄冰上行走，在峭壁边落足一样时时小心谨慎；智圆，是指遇事圆活机变，不得拘泥，须有制敌机先的能力；行方，是指不贪名、不夺利，心中自有坦荡天地。孙氏的这些箴言是古今医家的座右铭。

崇尚养生，身体力行

孙氏从珍爱生命的角度，强调养生保健及预防疾病的重要性。他在《千金翼方》列《养性》《退居》《辟谷》等篇章，在前世医家理论和实践的基础上，遵从道、儒、佛三家的养生思想，提出养生首先要调节情志，节制欲望，认为"少思、少念、少欲、少事、少语、少笑、少愁、少乐、少喜、少怒、少好、少恶"这"十二少"是养生之关键；其次要调养饮食，他说："食能排邪而安脏腑，悦神爽志，以资血气。"《备急千金要方·食治》所载236种食物，分为果实类、菜蔬类、谷米类、鸟兽类，详细论述了每味食物的功效、主治和宜忌，指导人们科学合理的饮食方法。如葡萄"久食轻身不老延年"，樱桃"令人好颜色，美志"，牛乳"性平，补血脉，益心长肌肉，令人身体康强润泽，面目光悦，志气不衰……"。他还提出注重饮食安全，提出"勿食生菜、生米、小豆、陈臭物"，忌生腐食，提倡饮食清淡，合理搭配，勿偏食五味。他还主张少食多餐，"食欲数而少，不欲顿而多，则难消也"，"食不得语，语而食之，常患胸背痛"等。他提倡食物治疗，如用含碘丰富的动物甲状腺（鹿靥、羊靥）治疗甲状腺肿；用动物肝（羊肝、牛肝）治夜盲症；用赤小豆、乌豆、大豆等治脚气病；用谷皮（楮树皮）煮粥预防脚气等。孙氏继承华佗养生方法，提倡"流水不腐，户枢不蠹"，他说"养性之道，常欲小劳，但莫大疲及强所不能堪耳"，可使"身体悦泽，面色光辉，鬓毛润泽，耳目精明，令人食美，气力强健，百病皆去"。他在强调适度运动的同时，还告诫人们不宜久视、久卧、久立、久坐、久行，否则伤血、伤气、伤肉、伤筋、伤骨。他还注重环境养生，认为人应居住在山清水秀、气候高爽、深房雅素净洁的清静幽境之中，在顺应自然季节变化的前提下保养身体。其构思巧妙，颇富创造性。此外，他还注重老年人的养老问题，提出老人应"耳无妄听，口无妄言，心无忘念"；饮食宜轻清甜淡，"常宜温食"；推崇食乳酪、牛乳及甘润和血肉填精之品。他认为老人沐浴不能太频，饥饿与饱食后不宜沐浴等。由于他通晓养生之术，并且能做到身体力行，年过百岁而视听不衰，因而成为中医养生学承前启后的典范人物。

导尿术

　　文献记载有这样一则故事，一个病人得了尿潴留病，小便排不出来。孙氏看到病人憋得难受，就想这病吃药已来不及，如果用根管子插进尿道，尿或许会流出来。就在这时，孙思邈看见邻居的孩子拿一根葱管在吹着玩儿，葱管尖尖的，又细又软，他灵机一动，决定就用葱管来试一试。于是，他挑选了一根比较适宜的葱管，在火上轻轻烧了烧，切去尖的一头，然后小心翼翼地插进病人的尿道里，再用力一吹，不一会儿尿果然顺着葱管流了出来。再看病人的小肚子也慢慢瘪了下去，病也就随之好了起来。

引线诊脉

相传，唐太宗李世民的长孙皇后怀孕已十多个月却不能分娩，又身患重病，卧床不起。虽经不少太医医治，但病情一直不见好转。大臣徐茂公便将孙思邈推荐给太宗。太宗便派遣使臣马不停蹄，星夜奔赴华原县，将孙思邈召进皇宫给皇后看病。那个时代男女授受不亲，不能轻易接近"凤体"，孙思邈就叫来皇后身边的宫娥细问病情，又要来了太医的病历处方认真审阅，经过一番详细分析，已初步掌握了皇后的病情。于是，孙思邈取出一条红线，叫宫娥把线系在皇后右手腕上，一端从竹帘拉出来，他捏着线的一端，在皇后房外开始引线诊脉。随后吩咐宫娥将皇后左手扶近竹帘，看准穴位猛扎了一针，皇后浑身一阵颤抖，不一会儿，只听得婴儿呱呱啼哭之声，皇后顺利地生产了。唐太宗闻声大喜，说道："孙先生果真医理精深，妙手回春，确实是当代名医！"太宗想留下孙先生在朝廷执掌太医院，可他不愿在朝为官，婉言谢绝了太宗赐给的官位。太宗不好强求挽留，于是赐给他冲天冠一顶、赭黄袍一件、金牌一面、良马一匹和千两黄金、绸缎百尺，但又被孙思邈拒绝了。唐太宗被孙思邈为人处世的态度深深感动，同文武百官将他送出皇城，任他去名山大川采集药材。后来太宗还曾亲临华原县五台山拜访孙思邈，并赐他颂词一首。直到现在，药王山南庵内还留有唐太宗御道、拜真台、"唐太宗赐真人颂"古碑一通等。

一针两命

相传有一天，在五台山下，几个人抬着一口白木棺材，后面跟着一位老妇人。只见老妇人仰面捶胸，号啕大哭，悲痛欲绝。正行走间，碰见一老者，童颜鹤发，身背葫芦。老者看那棺材，发现有血滴，忙安慰老妇人道："老妇人不要难过，棺内人尚有救。"老妇人听说棺内人有救，边擦眼泪边说："老者有所不知，小女难产，死去已有两天，救恐怕也晚了？"说罢，老妇人擦干泪眼，抬头一看，惊喜地喊到："孙真人！"她忙叫抬棺人将棺木缓缓放落在地，只听有人小声嘟囔道："医生能治病，但治不了命，谁也没听说过能把死人治活。"孙思邈来到棺前，打开棺盖一看，说："好险啊，我若迟来一步，这母子二人可就真完了。"他随即拿出银针，找准穴位，扎进妇人体内，两指捻提转动。片刻，棺内便传出婴儿的啼哭声和产妇的呻吟，老妇人连连叩头谢恩人。孙真人一针救二命的故事，轰动一时，传遍唐土。

虎守杏林

晚年的孙思邈曾云游于邱，此地景色优美，民风淳朴。他借住在郊外的寺庙里，为周围的百姓看病，但他既不收钱也不受谢，只是希望患者病愈后在寺庙旁边种植杏树三棵。很多年过后，种植的杏树竟达百亩，郁郁成林（这就是"杏林"一词的来由）。每到杏子成熟，他就把杏摘下来换成粮食以赈灾济贫。有一次，孙思邈下山施药义诊返回途中，灌木丛中猛地蹿出一只猛虎，只见那虎在距离孙思邈三尺远处，收拢两只前爪，趴伏于地，头在地上连叩三下。孙思邈心想：我生平有三不治——恶棍不治，妖邪不治，残害人群者不治，若我把这山中凶兽治好了，不就是帮助它害人吃人吗？于是他继续向前走，但老虎紧紧跟着他，用嘴轻咬他的衣角，口中"呜呜"有声，眼中的泪水"哗哗"流下。孙思邈心中不忍，止步说道："你定要我为你治病也可，但要保证今后决不伤生害命！"老虎立刻放下他的衣角像羊一样趴伏在地，点头应许。孙思邈又说："人类亦多有言而无信者，为防你亦有此毛病，你每天要到我面前张嘴将牙给我检查！"老虎点头应允。孙思邈治好了老虎的病后，老虎每天跟在他的身前身后充当起护卫，背药篓，衔药锄，出诊时给孙思邈当坐骑。但老虎毕竟是凶猛之兽，每次老虎把他送到一个村庄之后，孙氏就不让老虎跟在他身后，并嘱咐病人服了药后将药渣倒在村口（这是为方便神虎寻找他的缘故），这在后来就形成了一个民风民俗。孙思邈去世后，老虎绕着寺院哀啸三日，不知去向。这个民间传说记录了由孙氏首创的用虎撑治愈金簪卡喉的案例。在古代，走方郎中常常身背药箱，手腕上套圆圈串铃，走街过巷，在平齐额头处举着串铃"叮铃叮铃"地摇个不停，好让人知道看病的郎中来了。这"串铃"据称就是孙思邈为兽王除疾病，用以撑在虎口中伸入手臂操作用的医疗器械。孙氏一生"不恋玉墀走穷山，唯向民间施丹散"，其高超的医术被编成了许多故事，在民间广泛流传。

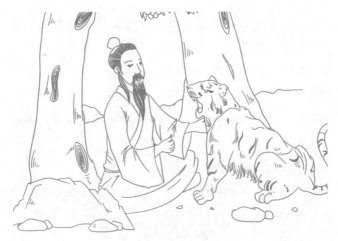

孙思邈是古今医德医术堪称一流的中医大家，他的文章《大医精诚》《大医习业》，论述了作为医生应该恪守的道德标准和行为规范，他"以德养性，以德养身"的人生境界，使其成为历代医家尊崇备至的伟大人物。他不仅精于内科，而且擅长妇科、儿科、外科和五官科，主张治疗妇女、儿童疾病要单独设科，首论妇、儿医学。他除了研究一般的常见病，还十分重视研究地方性疾病，临床用药剂型丰富，方法多样。他在搜集研究前人及民间验方的基础上自创新方，如千金苇茎汤、温胆汤、犀角地黄汤、独活寄生汤等都成为千古名方，被广泛运用于现代中医临床之中。

相关链接

1. 养生：又称摄生、养性。生，就是生命、生存、生长之意；养，即保养、调养、护养之意。中医养生，就是通过养精神、调饮食、练形体、慎房事、适寒温等各种方法实现延年益寿的方法，是一种综合性的强身益寿活动。

2. 小劳：是指通过按摩、导引、调气、内视等方法，配合"发常梳、目常运、齿常叩、津常咽、耳常鼓、面常洗、头常摇、胸常挺、腹常摩、腰常提、肛常撮、脚常揉"的动作，使全身气血流畅，关节通利，身心合一，增强人体免疫力，达到祛病强身，益寿延年的古代养生方法。

3. 五味：也称饮食五味，指酸、甘、苦、辛、咸五种不同的味道，分别与肝、心、脾、肺、肾五脏相互对应，发挥其补益作用。

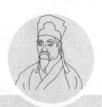

"幼科鼻祖"钱乙

《四库全书总目提要》说："小儿经方，千古罕见，自乙始别为专门，而其书亦为幼科之鼻祖，后人得其绪论，往往有回生之功。"

钱乙（约 1032—1113），字仲阳，东平郡（今山东省东平县）人，宋代著名的儿科专家。由于童年时代的不幸遭遇，他以小儿疾病为终身主攻方向。早年以使用《颅囟方》而出名，后来到京城开封，因治好神宗之妹长公主女儿的泻痢病，被授予翰林医官院中医学官职（等级为从九品）。后又经长公主推荐，用黄土汤治好了皇子的抽风病。皇帝很高兴，把他提拔为太医丞，从此钱乙名声大噪，皇亲国戚、各路官员纷纷邀请他去看病。据刘跂《钱仲阳传》记载，钱乙喜饮酒，嗜食冷食，暮年因患周痹，手足拘挛，肢体不遂，而"退居里舍"，即使这样，前来求诊的病人仍然络绎不绝。

钱乙结合数年的临床经验，著成《小儿药证直诀》。该书由其学生阎季忠搜集钱乙生前论述、方剂编辑而成。上卷论脉法治法，中卷为医案，下卷为方剂，较全面地论述了小儿的生理、病理特点、五脏辨证及小儿常见疾病的辨治方法，还记载了 120 多首方剂，是我国现存第一本以原本形式保存下来的儿科著作。

寻父之路

据《宋史·本传》记载，钱乙祖籍浙江钱塘，至曾祖钱赟，北迁郓州。父名钱颢，善用针灸治病，然而嗜酒喜游。钱乙3岁时，其父就浪游海上而不返，没多久母亲又病故。姑母哀其孤而收养为子，后随其姑丈吕氏学医，20岁时开始悬壶。姑丈临死前，把家史如实相告，钱乙闻听，痛哭流涕，装殓埋葬姑父之后，开始到处寻找父亲。在寻亲的路上往返五六次，才见到朝思暮想的父亲。又过了数年，才迎接父亲回归故里，侍奉7年，父亲寿终。

脏腑娇弱

小儿从初生到成年，处于不断生长发育的过程中，无论生理、病理，都与成人有所不同，而且年龄越小，差别越大，因此不能简单地把小儿看成是大人的缩影。《小儿药证直诀·卷上·变蒸》说："小儿在母腹中，乃生骨气，五脏六腑，成而未全，自生之后，即长骨脉，五脏六腑之神智也。"小儿随着年龄的增长而不断变化，此时脏腑"始全"，但犹是"全而未壮"。由于"脏腑柔弱"，"血气未实"，一旦调护失宜，则外易为六淫所侵，内易为饮食所伤，易于发病且传变迅速。在发病过程中，具有"易虚易实，易寒易热"的病理特点。易虚易实，是指小儿一旦患病，则邪气易实而正气易虚。实证也往往可迅速转化为虚证，或者出现虚实并见错综复杂的证候。易寒易热是说在疾病过程中，由于血气未实即易呈阴伤阳亢，表现热的证候；又容易阳衰虚脱，而出现阴寒之证。

五脏辨证

钱乙借助于《颅囟经》"小儿纯阳"之说的启示，结合自己的临床实践在张仲景总结的辨证施治理论的基础上，以五脏为基础，以证候为依据，以虚实寒热为论治准则，摸索出一套儿科"五脏辨证"的方法。把小儿常见的动风、惊悸、困倦嗜睡、咳喘、虚损不足五种主要证候分别与肝、心、脾、肺、肾五脏一一对应，来确定发病的部位，再以虚实寒热来判断病变的性质，最后运用中医五脏虚实补泻的原则，确立治疗法则，处方用药，在临床具有执简驭繁的作用。

专一为业

古代中医把儿科称为哑科，认为小儿疾病比其他科的疾病都难以诊治，这主要是由于小儿不能自己正确表达病情，使中医四诊中的问诊难以执行，同时小儿脉微难见，诊察时又多惊啼，靠脉诊也难以辨证。小儿骨气未成，形声未正，悲啼喜笑，变化无常，靠望诊了解病情也有困难。加之小儿脏腑柔弱，易虚易实，易寒易热，用药稍有不当，就足以使病情复杂化。钱乙在行医过程中，也深感到小儿病难治，他说："脉难以消息求，证不可言语取者，襁褓之婴，孩提之童，尤甚焉。"为了攻克这道难关，他花了将近四十年时间，对小儿疾病的诊断提出了简易有效的方法。他归纳了儿科病的六种常见脉象：脉乱不治、气不和弦急、伤食沉缓、虚惊促急、风浮、冷沉细。这种扼要的分类具有独创性，使繁杂的脉法更切合于儿科临床。在儿科的望诊方法上，他提出了面上证和目内证。面上证，左腮为肝，右腮为肺，额上为心，鼻为脾，颏为肾。如上述某一部位出现赤色，赤者热象，则知为某脏热证，而随证治之。目内证，赤者心热，淡红者心虚热，青者肝热，浅淡者虚，黄者脾热，无精光者肾虚，即根据目色、光彩诊断五脏虚实寒热。

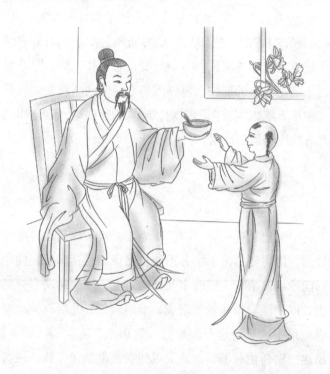

不可痛击

小儿由于"脏腑柔弱，易虚易实"，不仅在感邪患病后，邪气易实，正气易虚，而且用药不慎，也易导致虚实之变，钱氏据此特点，在祛邪务尽的原则下，力求攻不伤正，补不滞邪，或消补兼施，以通为补，力戒蛮补妄攻。观其所创的祛邪诸方，并非单纯攻邪，而常于祛邪方中佐以扶正之品，如败毒散，该方本为治疗外感风寒表证而制，方中以羌活、独活、柴胡、前胡等以散邪祛湿，在表散药中，加了一味人参以扶正气，盖小儿易虚故也，此方补中兼发，邪气不致于滞留；发中带补，元气不致耗散，其药物配伍，颇有理法，用于小儿外感表证，甚为合拍，迄今仍为扶正解表的代表方。钱乙由于对小儿科做了四十年的深入钻研，终于摸清了小儿疾病的特点与规律，并在此基础上积累了丰富的临证治疗经验，这些经验都在《小儿药证直诀》中以医案的形式记载下来。

脾虚发热案

　　朱氏的儿子五岁，夜里发热，白天无事，兼有多涎而喜睡的表现，有的医生从伤寒病入手治疗，有的医生当作热病来治，用凉药解表，但始终治不好。又有医生用铁粉丸（平肝安神，用于治疗小儿高热、痰涎壅盛、抽搐等症）下涎，其病情反而更重，至第五天，出现大渴引饮的症状。钱乙说："不能用下法治。"于是他拿白术散末（由人参、白术、茯苓、藿香、木香、甘草、葛根组成的中药方剂，有健脾升清止泻、退虚热的作用）一两，煎水三升，使病儿昼饮服。姓朱的问道："这药饮多了不会泻吗？"钱乙答道："不渗进生水在里面是不会泻的。纵使泻也不足怪，只是不能用下法治。"姓朱的人又问："这药治什么病？"钱乙说："止渴治痰，退热清里，都靠这味药。"到了晚上，估计药已服完，钱乙看了看病儿说："可再服三升。"于是又煎白术散水三升，让病儿服下后，病儿稍觉好些。第三日，又服白术散水三升，病儿再不作渴，也没有流涎了。接着钱乙给其服两剂阿胶散（又名补肺散、补肺阿胶汤），病儿的病就完全好了。

虚体吐泻案

冯氏的儿子五岁，一日又吐又泻，发高热，不思饮食。钱乙望其双目，发现其黑睛少而白睛多，面色㿠白，断定此为神气怯弱、脾肾两虚的表现。他判断这个孩子素体多病，即使长大成人，也一定是肌肤不壮，不能耐受寒暑，脾胃功能虚弱，容易虚也容易实之人。此人更不可纵酒多欲，若不保养，活不过壮年。望其面色无光，精神疲惫，就如同妇人失血之态。现在又吐又泻利，不进食，壮热，是伤食所致，不可采用攻下的方法，如果误用下法则会导致肺脏虚损而引发咳嗽，心血虚损则惊动不安，脾脏虚损则泄泻不止，肾脏虚损则身体更虚。目前，先用消积丸（大黄、牵牛子、山楂、六神曲、麦芽、五灵脂、青皮、陈皮、三棱、莪术、香附）消积行滞，健脾化食。如果伤食较甚或实食在内，则宜化食去积。食滞得去，再补益脾气，病则善愈。本案钱乙主张根据病症轻重虚实、五脏辨证、预后变化及保养等多方面，灵活施治和调理。

用药柔润

钱氏治疗儿科疾病多用丸、散，具有服用方便，简便救急，寓猛于宽，便于携带等特点。《小儿药证直诀·卷下诸方》所收录的118首方剂中，丸剂有65首。钱氏还将金石、介类、香窜、走泄等不宜入汤剂或药性峻猛之药，多入丸、散之中，既有利于发挥药效，又减轻其峻猛之性。如治疗惊涎抽搐的麝蟾丸之中所用的麝香、蟾酥、龙脑，治疗壮热的白饼子之中所用的轻粉、巴豆等。

钱氏根据小儿生理、病理，围绕五脏辨证思想所创制的许多有效方剂流传至今。如清热泻肺的泻白散、滋阴宣肺的阿胶散、温肺散邪的百部丸、健脾养胃升清止泻白术散、泻肺下气之葶苈丸等新方剂。他还对宋以前很多名方古方灵活增损，化裁为适合小儿应用之方剂；如四君子汤加陈皮，则命名为健脾和中的异功散；理中丸中甘草用量减半后易名为调中丸；金匮肾气丸去肉桂、附子之刚燥而为六味地黄丸，补益肾阴，突出了其用药注重柔润的特色。

顾护脾胃

顾护脾胃是钱乙治疗小儿疾病的另一特色。小儿脾胃柔弱，乳食失节，或因病被妄攻误下，或滥用刚燥克伐之剂，损伤脾胃，导致诸多坏症、误症，故钱乙十分强调顾护脾胃。他说："小儿病疳，皆愚医之坏病也……治癖之法，当渐消磨，医反以巴豆、硇砂，小儿易虚易实，下之既过，胃中津液耗损，渐令消瘦……小儿伤于风冷，病吐泻，医乱攻之，脾虚生风，而成慢惊。"并告诫说："小儿易为虚实，脾虚不受寒温，服寒则生冷，服温则生热，当识此勿误也。"钱氏将吐泻、伤食、腹胀、积、疳、慢惊、虫症、虚羸、黄疸、咳嗽、夜啼、肿病等从脾胃论治。所用的丸剂多以蜜或糯米粉、白米粉等益胃之品为赋形佐料，或以米饮、乳汁、人参汤等送服药，既顾护了脾胃之气，又易于小儿接受和脾胃吸收；而应用下法之后，也常用益黄散等顾护脾胃。

创制简便成药

儿科有发病急、小儿不易服药等特点，钱氏有针对性地开展了药物的剂型和服法的研究，《小儿药证直诀》载方120余首，除口服汤剂23首外，余皆为丸、散、膏方及少数外用药，其辨证准，用药精，味少量小，易为小儿所接受和脾胃吸收。这些方药体现了三个特点：①简便救急：儿科多为急症，来势迅猛，若临时配方煎药，缓不济急，若配成成药则可以随时应急，方便效捷。②寓猛于宽：钱氏继承了唐宋时期善用金石重坠、介类及香窜走泄药品之特点，可这些药有的不宜入汤剂，如麝香，冰片等；有的为峻猛之品，如干姜、甘遂、巴豆霜等。制为成药，既可发挥其力专的祛邪作用，又能减轻药物的副作用，以尽峻药缓攻之妙。③讲究服法：为了便于吞服，就用开水或米汤送服，还常常选用薄荷汤、温酒、蜜汤、蝉壳汤、天门冬汤、乳汁、金银花汤、紫苏汤、龙脑水、生姜水等调服散剂或送服丸剂。

《小儿药证直诀》被历代中医重视，列为研究儿科必读之书。这部书倾注了钱氏一生的心血，是我国现存最早的一部系统完整的儿科学专著。书中还记载了最早从皮疹的特征来鉴别天花、麻疹和水痘的方法，记述了多种初生儿疾病和小儿发育营养障碍疾患。他临证治病又不拘泥于古法，在全面认识小儿生理病理特点的基础上，创立了儿科五脏虚实寒热的辨证方法；又在顾护脾胃的基础上，创制了大量方剂，至今仍被应用于各科临床，为中医学的进步发展作出了卓越的贡献。

1.《颅囟经》：儿科著作。托名周穆王时的师巫所著，唐宋之际曾有人修订，明代以后此书已佚。

2.周痹：中医痹症的一种。因气虚，风寒湿邪侵入血脉、肌肉所致。以周身痛、沉重麻木、项背拘急为主要临床表现。

3.疳：病症名。又名疳证、疳积，是泛指小儿因多种慢性惊风疾患而致形体消瘦，津液干枯的病症。主要由于乳食失调，或感染病邪，损伤脾胃而产生。

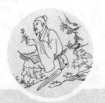

"金元之首" 刘完素

《四库全书·总目提要》云："儒之门户分于宋，医之门户分于金元。"医学从金元时期拉开了百家争鸣的序幕，刘完素就是这一时期的代表人物。

刘完素（1110—1200），字守真，自号通玄处士，因家住河间府（今河北省河间市），故后世称其为刘河间。刘完素一生注重对疾病发病机理的探索，他在五运六气学说的基础上，把《内经》的病机十九条逐条进行论述，并着重阐述火热病的发病机理。他的著作也大多与研究《黄帝内经》有关，如《素问病机气宜保命集》，是依据《内经》的精神，对因寒、暑、燥、湿、风等病邪所引起的各种病证，做了有关机理方面的分析研究。《素问玄机原病式》《黄帝素问宣明论方》（简称《宣明论方》）中不仅补充了《素问》所载病候缺乏方药之不足，还反映了他个人的用药经验。他注重研究和治疗火热病症，提出了"六气化火""五志化火"学说，临床善用寒凉泻火药物，被称为"寒凉派"的代表。

高尚先生

刘氏在十五六岁时，因其母亲有病不能得到治疗而立志学医。初学医时，他从研读经典著作《黄帝内经》开始，"披阅《素问》一书，朝勤夕思，手不释卷"，他苦阅医书，常常废寝忘食，直到六十岁未曾中止。他常常一边研读经典，一边在民间行医，不仅医术日益高明，而且建立起了自己独特的学说体系。他的医术与经验被世人称颂，享有"长沙（张仲景）复生"之誉。金·章宗完颜璟在位时，听说了他的事迹，曾三次请他到朝廷做官，均被其拒绝。他拥有高超的医术却又不务仕途，拒绝做官，章宗有感于他的品德，因而为其赐号"高尚先生"。

河间学派

刘氏以研究外感、内伤火热病为核心，开创辛凉解表治疗外感热病的先河。传承守真之学的有穆大黄、马宗素、荆山浮屠，浮屠传之罗知悌，罗知悌又传给元代著名医家朱丹溪。私淑完素之学的还有攻邪学派的宗师张从正，这就是后世所谓的"河间学派"，这一学派因擅用寒凉药物治病，故而又被称为寒凉派。另外，在刘氏思想与经验的影响和带动下，其他几大学派也先后形成，由此掀起金元医学百家争鸣的局面。

革新思想

在宋金时期，由官方撰写的方书《太平惠民和剂局方》盛行，医者常常按图索骥，滥用成方，用药多偏温燥；治疗外感病也大多墨守《伤寒论》成规。北方气候干燥，多食醇酿，易化热生燥；金元战乱频繁，社会动荡，生活不定，人们的情志不畅；再加上疫病流行猖獗，热病较多，医者沿用旧的理论和方法往往

「金元之首」刘完素

束手无策。面对此情此景，刘氏在《内经》《伤寒论》等经典理论研究的前提下，在中医因时制宜思想的基础上，大胆提出"此一时，彼一时""五运六气有所更，世态居民有所变"的革新思想。他从《内经》的病机十九条入手，结合五运六气理论，对火热病的病因病机进行深入的探讨，提出"六气皆能化火""五志化火"学说，创立了治疗外感热病和内伤火热证的新治法、新方剂，开创了金元时期百家争鸣的新局面，形成了以寒凉药治疗热病的新格局。

六气病机

运气学说是古人把纪年用的天干、地支和五运、六气联系起来，以阴阳五行学说为基础，用以说明气候的变化规律及其与疾病关系的学说。这一学术理论，反映了自然界气象变化的规律，也反映了人类对自然界的依存以及自然变化对人类生命活动的影响。刘完素运用运气学说，并综合《内经》"人与天地相应"的理论，用以解释五脏病机。木主春，在六气为风（温），在人体为肝；火主夏，在六气为热，在人体为心；土主长夏，在六气为湿，在人体为脾；金主秋，在六气为燥（清），在人体为肺；水主冬，在六气为寒，在人体为肾。把五运六气与人体脏腑联系起来，并从温、热、湿、清、寒中来观察每一脏气的虚实，在临证时，也以五行生克关系来理解脏腑的病理变化。如土旺胜水，不能制火，则火化自甚，就会发生胃痛、吞酸、腹胀、疮疡等属热的病症；火旺胜金，不能制木，则木化自甚，就会发生眩晕、痉挛等属风的病症；木旺胜土，不能制水，则水化自甚，就会发生飧泄、逆冷等属寒的病症。

玄府气液

　　玄府是气液运行的通道。《素问·水热六论篇》："所谓玄府者，汗空也。"但刘氏认为，"玄府"不仅专指汗空，"玄府者，无物不有，人之脏腑、皮毛、肌肉、筋膜、骨骼、爪牙，至于世之万物，尽皆有之，乃气出入升降之道路门户也"，还是"气液出行之腠道纹理"。刘氏对玄府的认识超越《内经》所述的汗空概念，他将人体各种组织的腠理统称为"玄府"，并明确论述了玄府为气液运行之通道，把营卫、气血、津液在人体脏腑、皮肉、筋骨的玄府中正常运行的生理功能称作"气液宣通"。玄府也是"神机"所通利出入之处，刘氏把"神机"简称为"神"，如果"气血宣行，则其中神自清利而应机能为用矣"。于是，"目得血而能视，耳得血而能听，手得血而能摄，掌得血而能握，足得血而能步，脏得血而能气"；反之，若玄府郁结，则"气血不能宣通，神无所用而不遂其机"。人体的神机不遂，则可出现"目郁不能视色"等现象。他认为，人体脏腑器官的各种生理、病理现象，都与玄府气液是否宣通以及神机的作用有着密切关系。

阳气怫郁

　　阳气怫郁是刘氏"火热论"建立的基础。其所反映的病机理论有两个方面的特点：一是六气、五志化火，多有一个"郁"的过程，即六气、五志导致阳气怫郁，由阳气郁结，气机阻滞，而化火热。如寒邪可以导致阳气怫郁而生热，因"寒主闭藏，而阳气不能散越，则怫热内作"。又如湿郁生热，乃水湿怫郁不得发散，营卫受阻，"积湿成热"；二是由"阳热"导致"怫郁"而发生病变。他说："郁，怫郁也。结滞壅塞，而气不通畅。所谓热甚则腠理闭密而郁结也。如火炼物，热极相合而不能相离，故热郁则闭塞而不通畅也。"热极也可怫郁而生风，火热怫郁以生湿，热郁气行壅滞不得滑泽通利而生燥，热郁阳气不行则生寒等，都是阳气怫郁的结果。

六气化火

通过深入研究《素问》，刘氏对六气（风、火、热、湿、燥、寒）中着重阐发了"火热"二气，认为火、热是导致多种病症的原因。把风、湿、燥、寒四气发病加以推导，认为也多可化热化火。如风与火、热的关系，风属木，木能生火，故"火本不燔，遇风冽乃焰"，即风可助火。火热是生风的根本原因，开后世"热极生风"的先河。风与火热相兼同病，当以用清凉之剂治之。其他几气与火热的关系的论述也十分明确，尤其强调燥气为病。他认为秋凉成燥，亦多为与火热同化所致。他说："金燥虽属秋阴，而其性异于寒湿，反同于风热火也。"在治疗上，他主张："宜开通道路，养阴退阳，凉药调之，慎毋服乌附之药。"并补充"诸涩枯涸，干劲皴揭，皆属于燥"一条，使《内经》病机十九条中"六气为病"的内容更趋于完整。

五志过极为热甚

刘氏论"火热"，一般侧重于"外感火热"的证治，但他对"内伤火热"也有一定的认识。他认为"内伤火热"的特点是五志过极皆为火热。他说："五脏之志者，怒、喜、悲、思、恐也（悲，一作忧）。若志过度则劳，劳则伤本脏，凡五志所伤皆热也……情之所伤，则皆属火热。"又说："六欲七情，为道之患，属火故也。""惊惑，悲笑，谵妄歌唱，骂詈癫狂皆为热也。"因为五志过度，势必精神烦劳，扰动阳气，所以都可化火化热；火热亢盛，又可扰乱神明，而致情志失常。喜、怒、哀、乐、惧、爱、恶、欲，情之所伤，则皆属火热。这种惊、惑、悲、笑、谵妄、癫狂等精神、情志疾病，多因五志过极，喜怒无常，思虑太过，悲恐至极，致气血郁滞，化火生热，影响脏腑功能，出现情志病变。故刘氏提出了益肾水、降心火的治疗方法。

有病无病，防风通圣

由防风、川芎、当归、芍药、大黄、芒硝、连翘、薄荷、麻黄、石膏、桔梗、黄芩、白术、栀子、荆芥、滑石、甘草和生姜组成的方剂防风通圣散，集辛散、苦寒、甘温于一炉。此方是刘氏针对风邪郁遏，气血不能宣通，化热生火而设。该方宣散风邪、疏通气血与下结导滞并举，通过玄府、二便使邪有出路。因本方具有宣肺解表、疏散风邪、清热凉血、通腑解毒、攻下里热、活血化瘀、通络散结、益气养阴、清热利湿通淋、清解暑热、利咽化痰、宣通郁结等功效，能广泛应用于表里同病、内外有热的病症，故获"有病无病，防风通圣"之美誉。

中 风

对中风病的研究，刘氏是以内风立论，认为心火暴甚是主要的发病原因。他说："所以中风瘫痪者，非谓肝木之风实甚而卒中之也，亦非外中于风尔。由乎将息失宜而心火暴甚，肾水虚衰不能制之，则阴虚阳实而热气怫郁，心神昏冒，筋骨不用，而卒倒无所知也。多因喜怒思悲恐之五志，有所过极而卒中者。"这说明中风的发病，不在外风之中伤，而在内脏之先损；由于将息失宜，情志刺激使患者心火暴甚，阴虚阳实所致。此外，他还认为中风具有先兆证。如果病人时常感觉大拇指及次指麻木不仁，或有手足不用，或有肌肉的蠕动感，他认为这个病人在三年内有中风的可能。可贵的是，他还提出要服八风散、愈风汤、天麻丸等药物，进行提前预防和治疗。并且，在他的原著中有："若微者但僵仆，气血流通，筋脉不挛；缓者发过如故；或热气太甚，郁结壅滞，气血不能宣通，阴气暴绝则阳气后竭而死。"又谓："诸筋挛虽势恶而易愈也，诸筋缓者难以平复。"上述从中风发病的轻重和筋脉抽搐的缓急，来推测中风预后状况。这些内容不仅启发了后世医家，而且为现代临床研究和治疗脑血管病提供了帮助。

地黄饮子

在情绪急剧波动的诱因下，人的五志过极就会化火。往往表现为心火暴甚，肾水亏虚不能上济，热极生风，风火相煽，气血上逆而出现偏枯，足履不用，言语不利等中风症状。由于人体的经络左右双行，而热甚郁结，气血不得宣通，郁极乃发，若一侧得通，则一侧痹而瘫痪。针对这个病情刘氏创造了名方"地黄饮子"（主要由熟地黄、巴戟天、山茱萸、石斛、肉苁蓉、炮附子、五味子、肉桂、茯苓、麦冬、菖蒲、远志、生姜、大枣、薄荷等药物组成），主要功效为滋肾阴，补肾阳，开窍化痰，水火相济。该方妙用薄荷利咽喉治中风失音，对后世之正舌散、转舌膏治中风舌强不语用薄荷不无启迪。现代用地黄饮子治疗中风、痴呆病已成为普遍。

相关链接

1. 五运六气：又称运气学说，简称运气。古代研究气候规律与发病关系的学说，五运指木、火、土、金、水五行的运行；六气指风、热、湿、火、燥、寒六种气象的流转。其演绎方法是根据甲、乙、丙、丁、戊、己、庚、辛、壬、癸十天干以定运，子、丑、寅、卯、辰、巳、午、未、申、酉、戌、亥十二地支以定气。

2. 中风：病名，亦称卒中。指猝然昏仆，不省人事，或突然口眼喝斜，半身不遂，言语不利的病症。

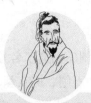

"易水宗师"张元素

张元素（生活于公元12世纪至13世纪），字洁古，宋金时期易州（今河北省易县）人，与金元时期著名医学家刘完素处于同时代而略晚。张氏聪敏好学，8岁应童子举，27岁考经义进士时，因犯庙讳（违犯了宗庙的忌讳）而落榜，于是便专心于医学。他以《内经》阴阳气味升降理论为基础，针对人体脏腑虚实寒热的治疗与调理积累了丰富的经验，成为易水学派的宗师。他还将脾胃病的治疗用药经验总结提炼，并由其弟子李东垣、罗天益等人发扬光大，他们也因此成为中国医学史上青史留名的人物。张氏对药物学的贡献很大，他撰写《脏腑标本寒热虚实用药式》一文，探讨药物功效及临床应用，后被明·李时珍收入《本草纲目》之中，可见其学术影响之一斑。除此之外，他还著有《医学启源》《洁古家珍》以及《珍珠囊》等。

洞彻医术

张元素在青年时代对医学的痴迷达到了求知若渴、废寝忘食的境界。据《金史》记载，张氏曾在夜梦中感到有人用大斧长凿，将他凿心开窍，并将数卷书籍纳入其中，自此以后他便洞彻医术。在不断学习的过程中，他善于运用和借鉴经典的理论与经验，对中医脏腑的寒热虚实辨证展开研究；他发展了《内经》气味阴阳升降理论，发明药物的归经和引经报使学说；创造新的中药药物分类法和组方制度，自成一家。

初生牛犊

《金史》记载，金元名医刘完素曾经得了伤寒病。八天过后，他仍然头痛、脉紧、呕吐不进食，却找不到确切的原因。那时，张元素正处在年轻气盛时期，听说此事后，便主动请缨，要去给大医家刘完素治病。刘完素得知是晚辈来给自己看病，就脸朝墙壁不回头。张元素于是就问："您为什么这样羞于见人呢？"并仔细地给大医家诊脉，并对他的症状如此这般地叙述了一番，完素听了后，回答说："确实是这样。"元素又问："您发病之初吃了什么药，用某味药了吗？"完素回答："服了，用了。"元素说："那就是您耽误了自己的病情。某味药性寒，喝下走太阴，阳气受损，不能鼓动津液，所以汗就不能出来。现在脉象这样，应当服某药，之后就有效了。"刘完素按照张元素所说，服了他开出的药，没多久就痊愈了。治愈了大医家刘完素的伤寒病，张元素的名气也显赫起来，并成为金元时期与刘完素等人齐名的大医家。

古方新病

张氏虚心研究和学习古代的医学理论，却不拘泥古方，并进行大胆的改革创新。他认为，即使是同一种病，由于时代、气候条件和患者的体质等情况的不同，病情也会有变化，不能再完全遵照过去的处方来用药了。他说："运气不齐，古今异轨，古方今病不相能也。"在这种思想的指导下，张氏灵活吸收前人经验，结合自己数十年的临床实践，不断总结，并建立了独具特色的脏腑辨证体系。他受到《内经》理论的启示，运用"天人合一""天人相应"理论，论述了中医的藏象学说；结合自己数十年的临床经验，总结了脏腑寒热虚实的病机学说，除心包络之外，对于每一脏腑，张元素均从生理、病理、演变、预后以及治疗方药等方面进行阐述，初步形成体系。他的脏腑辨证说被众多医家重视和研究，直到清代，中医脏腑辨证理论趋于完善。

脏腑辨证

张元素建立的五脏六腑寒热虚实辨证学说，即从人的脏腑寒热虚实来谈病机辨证。对于一般内科杂病的治法，他主张先从辨脏腑的虚实着手。如对肝病，他首先提出肝脏的正常生理，然后列述肝脉在各种不同病理情况下的变化，进而定出较标准的药物和处方。对其他脏腑的叙述也大致如此，既有理论，又有实践经验，比前人的论述更为深刻，有了大的发展和提高，自成一个完整的体系。

肝为柔脏

《医学启源》充分体现了张元素脏腑辨证理论。书中描述肝脏的生理特性："肝脉本部在于筋，与胆为表里，足厥阴也。其经王于春，乃万物之始生也。其气软而弱，软则不可汗，弱则不可下，其脉弦长曰平。胆属木，为少阳相火，发生万物，为决断之官，十一脏主之。"张氏在他的理论体系里全面阐述了肝胆互为表里所构成的本标关系、藏象属性及其脉象，以"弦缓有力为平"为外候特征的平病模式。并以此为模板，对其他脏腑特征进行了研究。

遣药制方论

张元素根据药物的特性建立了一套处方理论。中药的气味理论是把寒、热、温、凉看作药的气，把酸、苦、辛、咸、甘、淡看作药的味，气与味合，而成药性，也就是药效作用的根本所在。张元素认为各种药物的气味厚薄是不相同的，从这个观点出发，他把药物诸品分成五大类，发明药物归经之说，取各药性之长，使它们各归其经。在这个基础上，拟定了制方的原则，共分"风、湿、暑、燥、寒"五种制法，十分详尽。他以什么特性的药，治什么证候的病，借相生相克的关系，说明疗病的原理，具有朴素的辨证因素，这一点是很可贵的。张元素在脏腑辨证、遣药制方两方面的理论，不仅在当时具有指导意义，就是今天，也仍为我们借鉴和运用，对我国医学发展有重要贡献。

引经报使

张元素对药物学的研究，尤其在临床脏腑用药方面更为突出。他根据《内经》的理论，强调药物的四气五味之厚薄是影响药物作用的重要方面。由于药物有四气五味厚薄的不同，每味的药物作用就会出现升降浮沉作用趋势的不同。对于每一药物功用的解释，张氏强调：首先应明确其气味厚薄，然后再进一步阐发其功效，他将中药学的理论与临床效用紧密结合起来。他认为，不同的药物对于不同脏腑的效用之所以不同，是因为其各归于某一经的缘故。因此，了解药物的归经就可以掌握其药效特点。比如同样是泻火药，黄连泻心火，黄芩泻肺火，白芍泻肝火，知母泻肾火，木通则泻小肠火，黄芩又泻大肠火，石膏则泻胃火。用柴胡泻三焦火，必佐以黄芩。用柴胡泻肝火，必佐之以黄连，泻胆火亦同。都是泻火药而药效不同，就是由于它们的归经各不相同。如果没有归经，无的放矢，药物的靶向作用不明确就很难取得预期的效果。

张氏归经理论的发明是对中药学理论的重大发展。它说明了为什么不同的药物能在临床上取得不同疗效的道理，既是临床经验的很好总结，又为辨证施治、遣药处方提供了中药效用的理论依据，推动了中药学的发展。而且，在归经学说理论的启示下，进而又提出来引经报使之说，如羌活为手足太阳引经药，升麻为手足阳明引经药，柴胡为少阳、厥阴引经药，独活为足少阴引经药等。这些药物配伍于方剂之中，可以引诸药归于某经某脏腑以加强方剂的效用。引经报使理论，现已被广泛应用于中药处方当中，对临床有着积极的意义。

九味羌活汤

张氏创制了千古名方九味羌活汤。该方是专为风寒在经或风湿疼痛而设。他用此方以代替麻黄、桂枝为主的辛温解表方，是考虑到麻、桂辛温太过，不宜四季使用。方中羌活入足太阳，为拨乱反正之主药；苍术入足太阴，辟恶而去湿；白芷入足阳明，治头痛在额；川芎入足厥阴，治头痛在脑；细辛入足少阴，治本经头痛；黄芩入手太阴，以泄气中之热；生地黄入手少阴，以泄血中之热；防风为风药卒徒，随所引而无不至，治一身尽痛为使；甘草甘平，用以协和诸药。其配伍特点：一是升散药和清热药结合运用；二是体现了"分经论治"的思想。正如《顾松园医镜》所说："以升散诸药而臣以寒凉，则升者不峻；以寒凉之药而君以升散，则寒者不滞。"应用本方应"视其经络前后左右之不同，从其多少大小轻重之不一，增损用之"。明代江瓘在《名医类案·伤风》更是赞扬说："余每治伤风外感而无内伤者，但用九味羌活汤、参苏饮，无不立愈。"他在《名医类案·攧扑损伤》记录了一则医案，虞恒德治一人因劝斗殴，眉棱骨被打破，得打伤风。那人头面发大肿，发热。虞恒德以九味羌活汤取汗，外用杏仁捣烂，入白面少许，新汲水调敷疮上，那人肿消热退而愈。后累试累验。

养正积自除

张元素对于脾胃病的治疗，有着比较系统、完整的方法。他将脾胃病的治疗总结为土实泻之、土虚补之、本湿除之、标湿渗之、胃实泻之、胃虚补之、本热寒之、标热解之等具体治疗原则。土实泻之，包括泻子、涌吐、泻下。土虚补之，包括补母、补气、补血。本湿除之，包括燥中宫，洁净府。标湿渗之，包括开鬼门。胃实泻之，包括泻湿热，消饮食。胃虚补之，包括补胃气以化湿热，散寒湿。本热寒之，主要是降火。标热解之，主要是解肌等等。他根据脾喜温运、胃宜润降的生理特点，分别确定了治脾宜守、宜补、宜升，治胃宜和、宜攻、宜降等治则，为后世进一步完善与深化脾胃病辨治纲领起到了不可忽视的作用。

枳术丸

张氏调理脾胃常用枳术丸。该方是由张仲景《金匮要略》中枳术汤演变而来，具有消除痞满、消食强胃的功效。方中使用白术二两，枳实麸炒黄色去穰一两，碾为极细末，再用荷叶包裹，用米饭制成丸药，口服。在《金匮要略》中，此方是枳实用量重于白术，以消化水饮为主，兼顾脾胃。为了适应病情，张元素改汤药为丸剂，并使白术用量多于枳实，突出以补养脾胃为主，兼以治痞消食的治病原则。方中的荷叶芬芳升清，用以裹药。又用米饭为丸，与白术协力，则更能增强其养胃气的作用。张氏对于脾胃病的治疗，其主导思想乃是以扶养后天之本为先，而辅之以治痞消食，此即张氏所谓"养正积自除"的治疗观点。扶养脾胃，以求"养正积自除"的调治思想，也成为易水学派一门相传的家法，弟子李东垣在张元素思想的影响下，从而创立了独特的"脾胃学说"。

1. 学派：在中医学术发展过程中，以某医家的创新学说为学术主旨，经由以师承传授为纽带的发展而形成的某一学术群体。一个新学派的形成，必须是由某医家提出某一不同以往学术观点的新学说，当这一学说成为其亲炙及私淑者们所奉行的学术主旨，则在师承授受过程中逐渐形成一个具有持续性发展特征的学术群体；随着这一学术群体在该医学理论支撑下临床实践的不断完善、发展和传播，就成为被后世学术界公认的某一学派。《四库全书总目提要·医家类》云："儒之门户分于宋，医之门户分于金元。"

2. 归经：即中药作用的定位，是某种中药对某些脏腑经络的病变起着主要或特殊治疗作用。取各药性之长，使之各归其经，才能力专用宏，疗效更著。同一类药，因归经不同，则作用不尽相同，归经不明，用药就无的放矢。组方必须引经报使，才能更好地发挥作用。

3. 引经报使：即是通过某种药物引导，而使全方对某脏腑经络的疾病发挥更好的疗效。归经是遣用每味药物的专司，引经是引导全方主治的效用。

"易水宗师"张元素

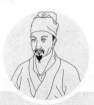

"老将对敌"张从正

《金史·本传》记载："戴人幼承庭训，从父学医，又博览医书，深究医理，废寝忘食，洞达医术，直到花甲之年。"这里的戴人，就是金元时期的著名医家张从正。

张从正（1156—1228），字子和，号戴人，金睢州考城人，因居宛丘（今河南省淮阳县东南）较久，故自称宛丘；因春秋战国时睢州属于戴国，故又自号戴人。他在从事医学研究与临证的过程中，深受金元名医刘完素（河间）的影响，主张以《内经》《难经》《伤寒论》为宗，并兼采百家之长。他针对当时医界滥用辛燥、温补法治疗疾病的弊端，提出"病由邪生，攻邪已病"的学术观点，善于运用发汗、催吐、攻下三种治法祛除人体内外邪气，因而成为"攻邪学派"的代表人物。张氏曾长期在豫东南行医，中年从军江淮，担任军医，花甲之年被金朝廷请到太医院担任太医，但不久便辞职返乡。《金史·本传》对他评价甚高，称其"精于医，贯穿《素》《难》之学，其法宗刘守真（刘完素），用药多寒凉，然起疾救死多取效"。

他的弟子麻九畴、常德等常陪伴其左右，讨论医学，并与其师一起协力编纂著作《儒门事亲》。《四库全书总目提要》解释此书书名说："惟儒者能明其理，而事亲者当知医也。"就是说：遵从儒学的文雅之士才真正懂得如何侍奉自己的亲人，而要侍奉好亲人就应当具备一定的医学知识。

攻邪学派

张颐斋在《儒门事亲·序》中说，宛丘张子和"兴定中召补太医，居无何求去，盖非好也。于是退而与麻征君知几、常公仲明辈，日游滁上，相与讲明奥义，辨析至理，一法一论，其大义皆子和发之，至于博之于文，则征君所不辞焉。议者咸谓，非宛丘之术，不足以称征君之文，非征君之文，不足以弘宛丘之术，所以世称二绝"。意思是说：张子和曾被征召为太医，可惜他对仕途无所追求。退隐之后，与朋友麻知几、常仲明等人结伴四处周游，同时一起讨论、分析医学与文学。他们在游历的过程中，搜集了很多具有民间特色的治疗手段和方法，经过整理以后，撰写了一部医学丛书，名为《儒门事亲》。这部合编的著作，分工明确，如书中关于医学理论及具体治法原则的内容多出自张子和，而文字处理方面则由麻知几负责。该书主要反映了张子和"邪气致病"和"治病祛邪"的医学思想，以及善于应用汗法、吐法和下法三法治病的经验。后世称他们为攻邪学派。

邪气致病

张氏将疾病产生的病因总归于外界不同邪气的侵袭。他说："夫病之一物，非人身素有之也。或自外而入，或由内而生，皆邪气也。"他认为疾病是由邪气侵犯所导致的。他把邪气分为三种，分别与天、地、人相对应。指出风、火、湿、燥、寒异常季节气候是从外表侵袭人体的天之邪气；雾、露、雨、雹、冰、泥是从下而上侵害人体的地之邪气；而日常饮食中的酸、苦、甘、辛、咸五味的过食则是从口而入的人邪，并认为以上三种邪气是造成人体致病的最主要原因。当这些致病因素侵犯肌表或者停留在体内，就会导致人体气血壅塞，进而产生疾病。针对邪气侵袭人体上、中、下三个不同的部位，采用与之对应的汗、吐、下三法将邪气祛除，正气就自然恢复。

血气流通为贵

张戴人使用攻邪之法，目的是调畅气机，疏达气血，"使上下无碍，气血宣通，并无壅滞"，恢复健康。他在疾病的发病学上重视邪气致病，在疾病的治疗和康复过程中强调气血流通。他对补法的运用十分谨慎，强调补法要针对病情，不能滥用。反对没有病的人滥用补药，而对于患病之人，在邪尚未祛除时也不宜先投补药，如果这样，则会以粮资寇，反而助邪伤正。补法使用不当，影响气血的运行，也会转化为内生的邪气，进而成为新的致病因素。

发汗祛邪

凡邪气侵犯肌表，尚未深入，结搏于皮肤之间的病症，当用具有疏散外邪作用的汗法治疗。包括服用辛散解表药、灸、蒸、渫、洗、熨、烙、针刺、砭石、导引、按摩等多种方法。《素问·阴阳应象大论》："其有邪者，渍形以为汗。其在皮者，汗而发之。"《儒门事亲·因风鼻塞》记录了一位名叫常仲明的人，常于炎暑之日站在风口处，袒露肌肤以求爽快，因而被风邪所伤。三日鼻窒，虽坐于暖处少通，终不大解。戴人让他服用通圣散，入生姜、葱根、淡豆豉，同煎，三两服。大出汗，鼻窍立通。这是用发汗法治疗鼻塞的代表病案。《儒门事亲·飧泄》还记录了一位叫赵明的患者，米谷不消，腹中雷鸣作响，自五月至六月近一个月不见好转。诸医家都认为其是脾受大寒，故并予圣散子、豆蔻丸之类温脾散寒的药治疗。虽然病情好转一二日，但药力散尽之后又会复发。诸医不知是药物使用不当的原因，反而责备病人不忌口。张戴人见到病人后，笑着说："春伤于风邪，夏天一定会得飧泄病。飧泄病的主要表现就是米谷不化，大便直下而出。"又说：米谷不化是患者本有热气在下，风邪进入脾胃日久化热所致。风属甲乙，脾胃属戊己，甲乙能克戊己，所以肠中雷鸣。《内经》说一年当中风木太过，风气流行，脾土之脏受邪，百姓就会飧泄。我诊患者的脉，发现其两手脉都表现为浮数脉，是病邪在表，可用发汗的方法治之。"简单来讲，就是人体内潜伏的风邪，通过发汗的方法就可以祛除。于是他点了两个火盆，放置在病人床下，不令病人见火，并给病人服用催吐的药剂，药里配以麻黄。关闭门窗，只见患者汗出如洗，大概过了一个时辰，打开门窗，把火盆减去一半。没过多久，病人汗止，之后腹泄也停止了。这又是张戴人用发汗法治愈泄泻的一则成功案例。

情志相胜

《素问·五运行大论》中说："怒伤肝，悲胜怒……喜伤心，恐胜喜……思伤脾，怒胜思……忧伤肺，喜胜忧……恐伤肾，思胜恐。"这是最早的中医情志致病的理论。张戴人在此理论的启示下，进一步认识到情志的异常变化不仅可以引起本脏病，而且还可以导致相应脏器的病变，并根据五行相胜之理创造了以情胜情法。《儒门事亲·九气感疾更相为治衍二十六》说："悲可以治怒，以怆恻苦楚之言感之；喜可以治悲，以谑浪亵狎之言娱之；恐可以治喜，以迫遽死亡之言怖之；怒可以治思，以污辱欺罔之言触之；思可以治恐，以虑彼志此之言可以夺之。凡此五者，必诡诈谲怪，无所不至，然后可以动人耳目，易人视听。"这为情志病的治疗提供了借鉴。《儒门事亲·不寐一百二》中记录一病案，有一位富人家的主妇，因思虑过度，两年来夜不成寐，无药可治。其夫求张从正来治。张从正就说："尊夫人两手脉俱缓，是脾受损了，是因为脾主思虑的缘故。"并告诉主妇的家人，要想治好夫人的病，要运用"怒胜思"的办法，所以得想个办法激怒她。于是，张从正在看病期间，就多多索取其财物，每日畅饮一番，不一会儿就回去。见此情形，夫人大怒，随之汗出，当晚困倦思睡。如此这般之后，竟然八九日昏睡不起。此后，自觉食欲大增，脉象平和而愈。张戴人还曾经给息城司侯治病，病人因悲伤过度而致心胃作痛，渐渐出现胃脘部位的结滞如块，好像有杯子大小，并且大痛不止，多次用药不效。张氏依据病情，诊断其为"因忧结块"，应采用"喜胜悲"的情志相胜疗法。中医认为喜则百脉舒畅，气血流通，结滞得散。于是借用巫者的惯技，杂以狂言以谑，引得病人大笑不止，一两天之后，心下的结块散开，达到不药而愈的功效。

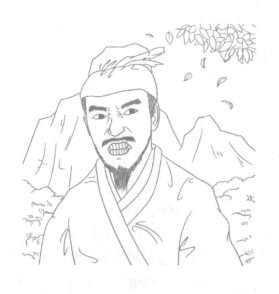

惊者平之

《素问·至真要大论》中有"惊者平之"治法，并提出"惟习可以治惊，平谓平常也。夫惊以其忽然而遇之也，使习见习闻则不惊矣。"张戴人将此理论运用于临床。《儒门事亲·九气感疾更相为治衍二十六》记录一案，卫德新之妻，旅中宿于楼上，夜里碰上强盗劫人烧舍，惊坠床下，自后每闻有响，就会受到惊吓晕倒，不省人事。家人都蹑足而行，不敢随意发出声响，但妇人很多年都没有见好。许多医生都把这病当作心病来治，用人参珍珠及定志丸，但都无效。戴人看了并诊断说："惊者为阳，从外入也；恐者为阴，从内出。惊者，为自不知故也，恐者，自知故也，少阳胆经属肝木，胆者，敢也，惊怕则胆伤矣。"于是他命两名侍女抓住妇人的两手，把她按在高椅上，并在面前放了一个小几。戴人说："娘子当视此。"然后用一木杖猛击门，妇人大惊。

戴人曰："我以木击门，何以惊乎？"之后，又命人时时击几下，妇人受惊的程度逐渐减轻。随后他不再命人以杖击门，又暗遣人击背后之窗。妇人惊定而笑，说："这是何治法？"戴人曰："《内经》云：'惊者平之。'平者常也，平常见之必无惊。"这天夜里，他又派人击打妇人的门窗，一直从傍晚到早上，但妇人再也没有惊吓的感觉了。

庸工误人

张戴人一生正直从医，《儒门事亲·推原补法利害非轻说》中说："惟庸工误人最深，为鲧湮洪水。不知五行之道。夫补者人所喜，攻者人所恶，医者与其逆病人之心而不见用，不若顺病人之心而获得也。"他强调邪气致病，并非忽略人体正气的重要性。他反复说明，疾病的产生主要是邪气的作用，若先补其正气则反而助长邪气的作用，更损伤正气，使人体正气得不到恢复。就像鲧治理洪水以筑堤之法，由于不疏通河道，反使洪水得不到控制。祛邪之法类似于治洪水，疏通河道，只有先祛除邪气，正气才能恢复。

养生当论食

《黄帝内经》云："五谷为养，五果为助，五畜为益，五菜为充，气味合而服之，以补精益气。"张氏应用补虚之法时，多以攻药居其先，反对邪未去而言补，尤其是详细分析了滥用补法的危害。他认为："夫养生当论食补，治病当论药攻……盖议者尝知补之为利，而不知补之为害也。论补者盖有六法：平补、峻补、温补、寒补、筋力之补、房室之补。以人参、黄芪之类为平补；以附子、硫黄之类为峻补；以豆蔻、官桂之类为温补；以天门冬、五加皮之类为寒补；以巴戟、肉苁蓉之类为筋力之补；以石燕、海马、起石、丹砂之类为房室之补。此六者，近代之所谓补者也，若施之治病，非徒功效疏阔，至其害不可胜言者。"张氏十分重视人体脾胃之气的盛衰，认为它直接影响到食补的效果，保护胃气，水谷得以消化，人的正气就能够恢复。

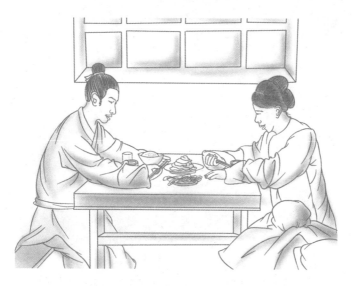

张从正在"病由邪生，攻邪已病"理论的基础上所创立的攻邪学说，丰富和发展了中医发病学理论。他在前人理论与临床的启示下，为纠正时弊，提出了一整套攻邪祛病的理论，并为中医的治疗学充实了很多丰富的内容，成为独具风格的一代名医。

　　1.鼻窒：病症名，又名鼻塞，鼻窍不利。由风寒或风热引起肺气不宣所致。

　　2.五谷：指五种谷物。古代有多种不同说法，最主要的有两种：一种指稻、黍、稷、麦、菽；另一种指麻、黍、稷、麦、菽。两者的区别是：前者有稻无麻，后者有麻无稻。古代经济文化中心在黄河流域，稻的主要产地在南方，而北方种稻有限，所以"五谷"中最初无稻。

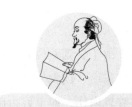

"补土派"李杲

李杲（1180—1251），字明之，真定（今河北省正定）人，晚年自号东垣老人。李杲出生于豪门望族，家财万贯，父辈们与当时的名流雅士交往密切。虽生在富贵人家，但东垣先生幼业儒术，生活严谨，行为敦厚。《元史》记载李杲自幼天赋聪颖，沉稳安静，喜爱读书。后学医于名医张元素，尽得其传而又独有发挥。他是金元时期的著名医学家，强调脾胃在人身的重要作用，提出"内伤脾胃，百病由生"的观点，是中医"脾胃学说"的创始人。脾胃在五行中属土，是全身气血的生化之源，因而他也被称为"补土派"的宗师。他的著作主要有《脾胃论》《内外伤辨惑论》《兰室秘藏》，另有《东垣试效方》等。《内外伤辨惑论》撰于1247年，共三卷，凡二十六论。书中主要论述内伤和外感两大病类的病因、病状、脉象、治法等问题。《脾胃论》撰于公元1249年，共三卷，是东垣脾胃学说的代表著作。

学术传承

东垣的脾胃学说弥补了刘完素、张元素学说的不足，促进了医学的发展。他的学说影响深远，被历代继承、发扬。比东垣年轻20岁的王好古，也曾师从张元素，老师去世之后，他又跟从东垣学习。由于受到两位医家的影响，他甚为重视内因在病变中的作用，与东垣"饮食失节，劳倦所伤"的观点多有相同。不过东垣重在脾胃内伤，而王好古则兼论外感，重点阐发了伤寒内感阴证理论。罗天益师从于李东垣，则全面继承了他的脾胃观点，同时兼采诸家之说，进一步发挥，使脾胃辨证理论条理更加分明。与东垣同时期的大医家朱丹溪，也对他的学说有所继承，在调治杂病时同样注重顾护胃气。明代以后私淑东垣的医家更多，如薛立斋、张景岳、李中梓、叶天士等人，他们无论在理论研究或实践中，都景仰李氏学说而有新的建树。

青出于蓝

《元史》记载："杲幼岁好医药，时易人张元素以医名燕赵间，杲捐千金从之学。"李杲二十岁时，母亲王氏患病卧床不起，后因众医杂治而死，李杲痛悔自己不懂医而痛失生母，于是立志学医。当时易水的张元素是燕赵一带的名医，李杲求医心切，不惜离乡四百余里，多次登门，最后还捐出千金给元素，以表真心，并最终拜其为师。在跟随老师学医的过程中，病人来看病，他总是先诊脉，辨明脉象，而后进行诊断，告诉病人他们患的是

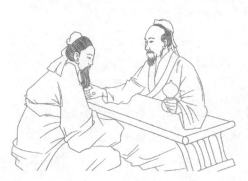

什么症，然后从医经里引出经文，加以分析对照，证明自己的诊断与医经的论述完全一致，直到把病人说得心服口服了，才拿起笔砚开处方。凭

着他扎实深厚的文学功底，经过数年的刻苦学习，李杲"尽得其学，益加阐发"，名声超出了元素老师。正所谓"青出于蓝而胜于蓝"。经过多年临证，李杲医技日益精湛，各科疾病均能诊治，当时的人都把他当作神医看待。

内伤法东垣

其师张元素以《内经》《难经》为据，间取《华氏中藏经》、钱乙《小儿药证直诀》，旁及刘完素的学术思想，以脏腑寒热虚实的论点分析疾病的发生、演变及辨证治疗。东垣传元素之学，在其学术观点的启导下，结合自己的临证经验，别开蹊径，阐发《素问》"土者生万物"的理论，总结出"脾胃乃化生之源，人以胃气为本""内伤脾胃，百病由生"的学术见解，创立了脾胃学说。他认为脾胃之病多由于虚损，因此，在病因方面尤其重视内伤。他通过对脾胃的生理，脾胃内伤的病因、病机和辨证处方等几方面的论述，建立了较为系统的脾胃学说。临床中，他惯用补中、升阳、益气、益胃诸法，创立了治疗脾胃病的一系列有效方药。后世有"外感宗仲景，内伤法东垣"的说法，人们凡遇到脾胃损伤所引起的病症治疗，都争相仿效，数不胜数。

脾胃为元气之本

东垣说："夫元气、谷气、荣气、清气、卫气、生发诸阳上升之气，此六者，皆饮食入胃上行，胃气之异名，其实一也。"意思是说，元气虽然来源于先天，但又依赖于后天水谷之气的不断补充，才能保持元气不断充盛，使人体处于健康状态。他又深入认识到，人身之气的来源不外两端，或来源于先天父母，或来源于后天水谷。而人生之后，气的先天来源已经终止，其唯一来源则在于后天脾胃。脾胃之气充盛，化生有源，则元气随之得到补充亦充盛；若脾胃气衰，则元气得不到充养而随之衰退。基于以上观点，东垣诊断内伤虚损病证，多从脾胃入手，强调以调治脾土为中心，在临证治疗时围绕益气、升阳、泻火三个方面遣药制方，脾胃之气充盛，健康之本的元气就得以滋补。

气机升降

人身精气的输布依赖于脾气之升，湿浊的排出依赖于胃气之降。东垣对脾胃升降作用的认识，从单纯对消化的作用扩展为对精气代谢的过程。人身精气的转输升降依赖于脾胃的升降来完成，如果脾胃的升降失常，就会出现多种病证，"或下泄而久不能升，是有秋冬而没春夏，乃生长之用，陷于殒杀之气，而百病皆起，或久升而不降，亦病焉"。他将内伤病归纳为两种病变，一种是升发不及而沉降太过；另一种是久升而不降，而其根本原因均在于脾胃的升降失常。对待升降问题，东垣十分重视生长与升发。因为人的健康，生机的活跃，生命的健壮，主要是决定于正气充足。保护正气，必须重视脾胃之气的升发。

脾胃内伤，百病由生

脾胃为滋养元气的本源。脾胃损伤必然导致元气不足而产生各种病变。东垣脾胃论的核心内容就是"脾胃内伤，百病由生"，这与《内经》中讲到的"有胃气则生，无胃气则死"的论点有异曲同工之妙。这一学说的产生与前辈的影响有关，但更与他的亲身经历密不可分。东垣虽出身名门，却又恰逢亡金建元的战争时期，家业由盛到衰，他亲眼目睹百姓因为躲避战争导致颠沛流离、饥饱不调、精神紧张恐惧的状态，而这些因素恰恰是造成人体内伤的主要原因。东垣把这些因素归结为脾胃内伤的关键，"先由喜怒悲忧恐，为五贼所伤，而后胃气不行，劳役饮食不节继之，则元气乃伤"。内伤病的形成往往是多因素综合作用的结果，而情志因素往往起到主导作用。他还关注了乱用辛凉解表，久服寒性药物或事物伤损胃气，而致脾胃内伤的情况。另外，脾胃属土居中，与其他四脏关系密切，不论哪脏受邪或劳损内伤，都会伤及脾胃。脾胃损伤，全身气血生化无源，免疫和代谢受到影响，人体就处于脾胃内伤、百病由生的亚健康状态。

补中益气汤

东垣强调脾胃气虚，元气不足，阴火内盛，升降失常是多种内伤病症的病机。在治疗时，他将补脾胃、升清阳、泻阴火、调整升降失常作为治疗大法。补中益气汤就是根据这一治法创立的，是他补脾升阳益气治法的代表方。全方由人参、黄芪、白术、陈皮、升麻、柴胡、当归、炙甘草组成。在用药上有三个特点：①人参、黄芪、白术等补脾胃之气，以助肺气固皮毛；②用升麻、柴胡，引清气上升，助长脾气升发之力；③用炙甘草既可补中又可泻火热，以防止阴火炽盛耗伤正气。全方以益气升阳为主，泻火为辅，适用于气虚清阳不升者。若阴火炽盛之象较为明显，则"少加黄柏以救肾水，能泻阴中之伏火。如烦犹不止，少加生地黄补肾水，水旺而心火自降"。

麻木案

有一次，东垣给李正臣夫人看病，诊得六脉中俱得弦洪缓相合，按之无力。弦在上，是风热下陷入阴中，阳道不行。其症闭目则浑身麻木，昼减而夜甚，觉而开目则麻木渐退，久则绝止。常开其目，此症不作。惧其麻木，不敢合眼，致不得眠。身体皆重，时有痰嗽，觉胸中常似有痰而不利，时烦躁，气短促而喘。肌肤充盛，饮食不减，大小便如常。依据以上病症表现，东垣以补气升阳和中汤治疗。对此麻木证候，东垣认为："非为风邪，乃气不行"。气血运行不畅，肌体失荣则麻木。他分析，当阳气虚衰之时，升降失调，故闭目阳入于内，气愈不行渐止。由于阳气不得升发，以至脾气下流，故身体皆重，多痰；阴火上冲，故时有痰嗽，气短促而喘也。六脉中俱得弦洪缓相合，按之无力，乃阳气不得舒伸，阴火上升土位，脾气下流，里虚而阳气下陷入阴中的综合征象。断定本病为"元气不足，阴火亢盛"所致。"当补其肺中之气则麻木自去矣"，"升阳助气益血，微泻阴火与湿，通行经脉，调其阴阳而已矣"。用生甘草、酒黄柏、茯苓、泽泻、升麻、柴胡、苍术、草豆蔻仁、橘皮、当归身、白术、白芍药、人参、佛耳草、炙甘草、黄芪。以益气升阳为重点，佐以去湿通经。方中的泻火药是在火与元气不两立的理论指导下，用以去贼火，以利阳气的升发。

普济消毒饮

《古今医案按·大头瘟》记载："泰和二年四月，民多疫病，初觉憎寒壮热，体重。次传头面肿甚，目不能开，上喘，咽喉不利，舌干口燥，俗云大头伤寒，染之多不救。张县丞患此，医以承气汤加蓝根下之，稍缓。翌日，其病如故，下之又缓，终莫能愈，渐至危笃，请东垣视之，乃曰：身半以上，天之气也，邪热客于心肺之间，上攻头面而为肿，以承气泻胃，是诛伐无过，殊不知适其病所为故。遂用芩、连各五钱，苦寒泻心肺之火；元参二钱，连翘、板蓝根、马勃、鼠粘子各一钱，苦辛平，清火散肿消毒；僵蚕七分，清痰利膈；甘草二钱以缓之，桔梗三分以载之，则诸药浮而不沉；升麻七分，升气于右，柴胡五分，升气于左。清阳升于高巅，则浊邪不能复居其位。《经》曰：邪之所凑，其气必虚。用人参二钱以补虚，再佐陈皮二钱以利其壅滞之气，名普济消毒饮子。"这是东垣治疗风热毒邪客于心肺，上攻头目的大头瘟的案例。普济消毒饮是他在战争四起、瘟疫横行之时，在中医急则治标的思想前提下，创制的疏风散邪、清热解毒的代表方，至今仍广泛应用。

四时用药

东垣特别强调四时之气的升降浮沉对脾胃内伤患者的影响。认为脾胃虚弱，随时为病，故当随病制方，即随着四时气候不同，病情有所出入。由此，制定出一套权宜加减措施，这就是李

"补土派"李杲

东垣著名的"四时用药加减法"。其中他尤为重视长夏季节对脾胃病的影响，创制清暑益气汤（人参、黄芪、苍术、白术、麦冬、五味子、黄柏、青皮、当归、神曲、升麻、葛根、泽泻、陈皮、甘草），用于治疗长夏季节湿热困脾，表现为四肢困倦、精神短少、懒于动作、胸满气促、肢节沉疼，或气高而喘，身热而烦、心下膨痞、小便黄而数、大便溏而频，或痢出黄如糜，或如泔色，或渴、不思饮食、自汗体重，或汗少、脉洪缓。常在夏季暑热之邪乘脾胃之时，可用该方进行调理。

脏腑用药

东垣论病还注重脏腑之间的生克制化关系。脾胃气虚所致的其他脏腑疾病，他主张求其本而治之。提出"治肝、心、肺、肾，有余不足，或补或泻，惟益脾胃之药为切"。如治疗肺之脾胃虚，用升阳益胃汤（黄芪、人参、炙甘草、独活、防风、白芍、羌活、陈皮、茯苓、柴胡、泽泻、白术、黄连），使胃气升发则肺气自复。治疗肾之脾胃虚，用沉香温胃散（附子、巴戟天、干姜、茴香、肉桂、沉香、甘草、吴茱萸、人参、白术、白芍、茯苓、高良姜、木香、丁香）温补脾肾。

相关链接

阴火：由于饮食、劳倦、情志等内伤因素导致的以脾胃气虚为基础产生的一系列火的概称。

"温补先锋"王好古

　　王好古（1200—1264），字进之，号海藏，金元间赵州（今河北赵县）人。王好古曾任赵州医学教授，早年间，跟随易水名医张元素游学，元素死后，因为年幼于师兄李杲二十岁，又师事于李杲，尽传其学。王好古博览医籍，其学术思想受张元素、李杲影响，并多所发挥。他研究《伤寒论》，喜好经方，造诣很深，并在老师内伤脾胃学说的基础上，创立阴证学说，提出"内感阴证"的概念，主张运用温补脾肾法加以治疗。王好古论阴证，虽然从《伤寒论》三阴证入手，但其发展已不局限于此，他使内伤外感阴寒病证的讨论走向深入，提出了阴证学说的系统认识，为后世虚损病证的辨证治疗别开法门。

　　王氏著述甚富，有《阴证略例》《汤液本草》《医垒元戎》《此事难知》《斑论萃英》《痘疹论》《伤寒辨惑论》等。其中《阴证略例》为其代表作，其从病因病机、诊断治疗方面对阴证进行了较为全面的阐发，旨在阐明伤寒阴证的危害及温阳的重要性。《汤液本草》主要阐述药物治病机理、用药要点及炮制等内容，还对张元素、李东垣药学理论进行了阐发，反映了金元时期药物学理论发展成就。

内感阴证

　　自张仲景《伤寒论》问世以后，历代医家俱奉其为经典，并进行了深入研究。但是一般研究《伤寒论》者多详于三阳证而略于三阴证，有关《伤寒论》阴证的阐述并没有受到医家的重视。而且承平之时，"贵人挟朔方鞍马劲悍之气，加以膏粱肥浓之养，故掺以刚剂，往往而中"，致使医者临证"皆不言三阴"，"黜阴候不论"。王好古在临床实践中深感"伤寒，人之大疾也，其候最急，而阴证毒为尤惨。阳则易辨而易治，阴则难辨而难治"，更何况临证时单纯之阴证、阳证并不多见，"病者虚实互见，寒热交分，气运加临，脉候不应，苟或圭黍之差，已有云渊之失"。因此，为使医者临证，"阴阳寒热如辨黑白"，使人民"免横夭以无辜，皆康宁而得寿"，他耽嗜数年，搜前贤之嘉言，又验之临床，十年三易其稿，著成《阴证略例》一书，对阴证的病因病机、诊断、治疗等做了详细的分析和阐述，可谓用心良苦。王氏伤寒内感阴证说的提出，是基于他对"内伤三阴"的认识。其师张元素治饮食内伤，曾根据气口脉象分别三阴经受病而用消、吐、下之法。王氏受此启发，悟得"洁古既有三阴可下之法也，必有三阴可补之法"。

内已伏阴

　　王好古论内感阴证的病因，有内、外两方面。外因方面，他以《素问·生气通天论》"平旦人气生，日中而阳气隆，日西而阳气已虚，气门乃闭，是故暮而收拒，无扰筋骨，无见雾露，反此三时，形乃困薄"为据，指出阴证的形成与不知预防、外感寒湿露雾之邪有关。指出："阳气出则出，阳气藏则藏，晚阳气衰，内行阴分，故宜收敛以拒虚邪。动筋骨则逆阳耗精，见雾露则寒湿交侵。"寒湿雾露之邪，因其性为阴而重浊，故"雾露入腹，虽不饮冷，与饮冷同"，可伤人阳气，导致阴证形成，显然，这与一般所说的风寒雨湿外感肌肤而致病迥然不同。内因方面，王氏认为阴证与纵欲、劳倦、饮食生冷、平素体弱有关。《阴证略例·阴证发渴》认为"阴证……乃嗜欲之人，耗散精气，真水涸竭，元气阳中脱"而致。至于"好饮房室之人，真元耗散，血气俱虚"，当其罹内感阴证之后，每易深入厥阴、少阴，而出现二经之证。而"膏粱少有，平素气弱之人，患阴证尤多有之"，则指出人的体质因素也是阴证形成的重要因素。王好古论伤寒为病，非常重视内因的作用，认为不论内伤外感，其所以为病，总由人体正气之虚所致。外感寒邪、内伤饮冷或空腹不食，均可导致内伤阴证的发生。但其得病有轻重之不同，预后有可治不可治的区别，全在于人体正气的虚实程度。不仅如此，王氏在以上文字中，还说明了出现三阴证的病机，与人体内已伏阴有十分密切的关系。这是从体质角度分析病机，强调体质从化的观点。

阴证的鉴别

阴证的证候表现比较复杂，亦多出现变证和假象。他认为辨识阴阳主要是在疑似之间，"若夫阳证，热深而厥，不为难辨；阴候寒盛，外热反多，非若四逆脉沉细欲绝易辨也。至于脉鼓击有力，加阳脉数倍，内伏太阴，发热烦躁，欲坐井中，此世之所未喻"。而未喻之证则不易辨，稍有不慎，则会贻误病情。于是，他广采诸家之说，参以己见，总结归纳出十二种常见症状作为临证辨识阴证阳证的客观指标。

调治阴证

寒湿雾露之邪中人，虽可致表证，但对其论治，王氏则非常重视人的本气虚实，善用扶正祛邪之法。若外感寒湿雾露之邪，症见发热、恶寒、汗出、腰背强硬、头项不舒、四肢沉困、饮食减少，或食已脘闷，脉浮紧或缓者，可自制神术汤，方取苍术辛苦而温，其气芳香，温燥之中又有散性，既能燥脾胃之湿，又能散风寒之邪，配合辛温之防风、甘草、生姜、葱白以温中燥湿，健脾解表。并据司天之气的不同，而加主时之药，如太阳寒水司天，加桂枝善后；阳明燥金司天，加白芷、升麻；少阳相火司天，加黄芩、生地黄；太阴湿土司天，加白术、藁本；少阴君火司天，加细辛、独活；厥阴风木司天，加川芎、防风。如对霜降以后春分之前伤雾露湿气邪盛者，则用神术加藁本汤、神术加木香汤，若内伤冷物兼外感风邪有汗者，则用白术汤。上述方剂可反映出王氏治疗阴证外感，重视固本健脾燥湿的特点，其用药则反映了王氏师门重视升降沉浮的经验。

温热辛甘，少有苦寒

与温补的治则相应，王氏调治阴证，极力反对使用寒凉之品，对《伤寒论》第29条阳气来复以后"若胃气不和，谵语者，少与调胃承气汤"的治法也持有异议，认为"先温后下，不可轻用，内别有消息"。因此，他治疗阴证选方用药，一般多温热辛甘，少有苦寒。《阴证略例》载方58首，其中温中散寒和破阴回阳的方剂共46首，占总数的79%。而且，在多数方剂中，常常数味温热药物并用。其中尤以附子、干姜并用之方居多，达16首。还有附子与硫黄、川乌与干姜，附子、硫黄、桂心、干姜并用等配伍。其自制方剂，具有味少量轻，注重健脾温阳的特点。如治疗内感阴证兼有外感寒湿的神术散，由苍术、防风、甘草、生姜、葱白五味组成，其用量为三钱；而治"伤寒痼冷，脘腹冷痛"的已寒丸也只由六味药物所组成，方中高良姜、茯苓、干姜、茴香四味皆有温中健脾之功。

当归四逆汤

他依据个人经验，认为内伤三阴之证的治疗中，厥阴之阴盛阳衰，治疗当以当归四逆汤，该方适用于"手足厥逆，脉细欲绝者"。少阴之阴盛阳衰，治疗当以通脉四逆汤，该方适用于"手足厥逆，脉微欲绝者"。太阴之阴盛阳衰，治疗当以理中汤，该方适用于"脉浮沉不一，缓而迟者"。王好古重视伤寒三阴证的研究，提出了"阳证易辨而易治，阴则难辨而难治"的认识，从一个侧面补充了前人研究《伤寒论》的不足，这也是王氏将李杲的温补思想在《伤寒论》中的灵活运用，颇有独到之处。

温养脾肾

王好古临床用药主张温养脾肾。其用返阴丹（硫黄、太阴玄精石、硝石、附子、干姜、桂心）以治阴毒伤寒，症见心神烦躁、头痛、四肢逆冷。用霹雳散（附子一枚，细末）治阴盛格阳，烦躁不饮水。用回阳丹（硫黄、木香、荜澄茄、附子、干姜、干蝎、吴茱萸）治阴毒伤寒，症见面青、手足逆冷、心肠气胀、脉沉细。用正阳散（附子、皂荚、干姜、甘草、麝香）治阴毒伤寒，症见面青、张口气出、心下硬、身不热、只额上出汗、烦躁不止、舌黑多睡、四肢俱冷。用火焰散（舶上硫黄、附子、新蜡茶）治伤寒恶候。用白术散（川乌、桔梗、附子、白术、细辛、干姜）治阴毒伤寒，症见心间烦躁、四肢逆冷。用肉桂散（肉桂、赤芍、陈皮、前胡、附子、当归、白术、吴茱萸、木香、厚朴、良姜、人参）治疗伤寒服凉药过度，症见心腹胀满、四肢逆冷、昏睡不识人，变为阴毒恶证。以上诸方药中，返阴丹、回阳丹、火焰散、霹雳散、正阳散等均以附子为主要药物。白术散、肉桂散之类，又多附子、白术并用，脾肾兼顾。对内伤饮冷，外感寒邪无汗者，主张用神术散（苍术、防风、甘草、生姜、葱白）；对内伤冷物，外感风邪有汗者，用白术汤（白术、防风、甘草）；对伤寒内感拘急，三焦气虚无汗，手足自汗，或手背多汗，或肢体振摇，腰腿沉重，面红目赤等阴气盛阳气衰，两脉浮沉不一，或左右往来不定，有沉涩弱弦微五种阴脉形状而举按无力者，用黄芪汤（人参、黄芪、白茯苓、白术、白芍、甘草）。治疗伤寒阴证，又因内伤生冷而损及脾胃，以人参、白术、黄芪等为主，扶正祛邪。

衄血案

《阴证略例》载："牌印将军完颜公之子小将军，病伤寒六七日，寒热间作，腕后有斑三五点，鼻中微出血。医以白虎汤、柴胡等药治之不愈。及余诊之，两手脉沉涩，胸膈间及四肢按执之，殊无大热，此内寒也。问其故，因暑热卧殿角之侧，先伤寒，次大渴，饮冰酪水一大碗，外感者轻，内伤者重，外从内病，俱为阴也，故先斑衄，后显内阴，寒热间作，脾亦有之，非往来少阳之寒热也。与调中汤，数服而愈。"本案中，患者因贪凉卧殿角之侧，先是伤寒，后又饮冰而内伤脾胃，更服凉药，益损脾阳，致阴寒内盛，元阳中脱，因阳气从外走，故形成寒热、斑衄等内阴外阳假热证。在此注意到，患者虽有发热，但胸膈间及四肢按之无大热，不似阳证发热而寒热互见，或蒸蒸发热；且前医以白虎汤、柴胡等药不愈，故确诊为阴证发热。这里诊断的关键在于脉沉涩和胸膈四肢无大热。因内寒而血结，故发斑仅三五枚，鼻中出血少量。王好古特别重视中气的斡旋作用，其治法强调以"调中"为主。"药当从温，不可遽热"。本案乃外阳内阴，脾阳不足，但尚未至于脾阳下陷，故不用柴胡、升麻，而投以理中汤加茯苓，名调中汤，温养脾胃即可，数服而愈。

王好古在其师张元素脏腑辨证及李杲脾胃学说的影响下，结合个人临证经验，繁引诸家之言，独阐阴证之辨证治疗，从而把散见于历代著作中零乱而无条理的有关阴证的论述，整理发挥成为具有辨证施治体系的一门独特学说，这是中医学理论在金元时期的一大发展。

相关链接

1. 阴证：中医八纲总纲之一。包括里证、寒证和虚证。

2. 司天：运气术语。司，主持、掌管；天，气候、天象。司天象征在上，主上半年的运气情况。

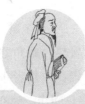

"大器晚成" 朱震亨

朱震亨（1281—1358），字彦修。婺州义乌（今浙江义乌县人），因世居丹溪，故后人尊称他为丹溪翁。他医术高明，临证治疗效如桴鼓，多有服药即愈不必复诊之例，故时人又誉其为"朱一帖""朱半仙"。他倡导"阳常有余，阴常不足"，善用滋阴降火法治疗阴虚火热的病症，为滋阴学派（又称丹溪学派）的创始人。金元时期，中医界百家争鸣，作为金元四大家之末的丹溪，汲取前人的理论与经验，经过长期不断的临床实践，以他敏锐的哲学家思想，站在社会、自然的层面上认识人类的疾病与健康。传承丹溪之学的有明代著名医家戴元礼（戴思恭）、王履（王安道）、赵良仁、虞抟、王纶、汪机等。丹溪学说还远传国外，影响了日本汉方医学的发展。在15世纪时，丹溪学说由日本人月湖和田代三喜等传入日本，日本又成立"丹溪学社"，进行研究和推广。他的著作主要有《格致余论》《局方发挥》，广为流传的《丹溪心法》等系其门人将朱氏的临床经验整理而成。其中，《格致余论》是丹溪医论的专著，共收医论42篇，其内容充分反映了丹溪的学术思想。

格物致知

在丹溪三十岁时，他的母亲身患脾病，他心情焦急，请了许多医生治疗都治不好。他分析其中的原因，发现这些医生不仅医术粗劣，且受当时社会风气影响，盲目搬用《和剂局方》，开的药大同小异，效果自然不能显现。他深刻体会到："医者，儒家格物致知一事，养亲不可缺。"于是，他开始立志学医。可初次接受中医理论，"茫若望洋，淡如嚼蜡"，他便找到中医的经典著作《黄帝内经》，日夜攻读。在读书过程中，他感受到该书"词简而义深，去古渐远"，这更加激励了他发奋读书的热情，在学习医学的道路上克服了种种困难。经过 5 年的苦读，再加上对中药的研究和实践，他终于亲自治好了母亲的病，也为他日后的从医之路打下了坚实的基础。

东南大儒

丹溪自幼好学，年少时读书能过目成诵，日记千言，言章词赋，一挥即成。14 岁时父亲因病去世，他和两个弟弟都尚年幼。童年的丹溪既经历了艰辛的磨难，又得到了母亲良好的教育。元大德四年（1300 年），丹溪时任义乌双林乡蜀山里里正，由于他性格豪迈，常见义勇为，"从不肯处人下"，敢于抗拒官府的苛捐杂税，深得民众的拥护，连官府都忌他三分。他也曾像大多数中国古代文人一样向往仕途。他年轻的时候，听说著名理学家朱熹的四传弟子许谦（许文懿）在华山讲授理学，就到那里去拜师求教，进一步领会了道德、人性与天理之间互存关系的学说，"自悔昔之沉冥颠齐，汗下如雨"。他"每宵挟册，坐至四鼓，潜验默察，必欲见诸实践"。就这样，他坚持学了几年，日有所悟，学业大进，成了一个学识渊博的"东南大儒"。36 岁时丹溪终于成为理学家许谦的得意门生。

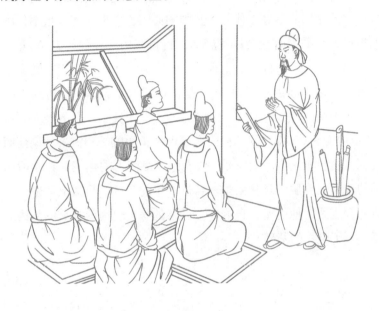

弃儒从医

延祐元年（1314 年）八月，朝廷恢复科举考试制度。而丹溪在跟随老师习儒期间也曾参加过两次科举考试，可惜都没有考中。但科举失败并没有使丹溪灰心，他认为要想使德泽远播于四方，只有学医济人，才是最好的选择。恰在此时，老师许谦卧病不起，他也鼓励丹溪拜师学医，济世救人。从科举失败阴影里走出来的朱丹溪，决意断绝仕途之念，攻读医学。在早年间，丹溪就对医学十分感兴趣，经常边读理学边到附近的山上为母亲和老师采药疗疾。泰定二年（1325年），朱丹溪45岁，为寻求高师，他渡过钱塘江，来到吴中，抵达建业，但都没能遇到理想的师父。等回到杭州时，听闻罗知悌（金元名医刘完素再传弟子，字子敬，世人称他为太无先生，兼通张从正、李杲二家的学说）医术精博。于是，他想尽办法，千方百计拜罗氏为师。罗知悌对他既有理论的传授，又有实践的教诲，加上他前期哲学思想的铺垫，跟师临床学习三年后，丹溪已名扬四方。

参合哲理，融会诸家

丹溪治学，能发挥经旨，参合哲理，融会诸家。他把从老师那里学到的哲学观点，如理学"主之以静"的思想，将其融入到医学理论之中，为他后来的医学、养生学思想的形成与建立奠定了基础。针对当时人们恣食厚味、放纵情欲的生活状态，提出江南地域"湿热相火为病最多"的论断，加之宋代官方颁布的《太平惠民和剂局方》在医界盛行，医者不辨证只用药的风气严重。针对这种局面，丹溪专门撰写了一部《局方发挥》的著作，深入研究滥用《局方》的弊端，他在《局方发挥》中集中批评了宋代官方颁布的《和剂局方》和宋元之际崇奉《局方》形成的"《局方》之学"。指出《局方》忽视辨证，"一切认为寒冷"，他特别提出了滥用辛热燥烈药物造成伤阴劫液的流弊，以及滥用温热香燥药物和"一方通治诸病"的危害。主张临病制方，反对不问病由据证验方的医疗风气。他将哲学与医学相结合，在"相火论""阳有余阴不足论"思想前提下，创造性地提出"阴易乏，阳易亢，攻击宜详审，正气须保护"的著名观点。

阳有余阴不足

丹溪通过对天、地、日、月、阴、阳的状况观察，发现整个自然界总是处于阳有余而阴不足的状态之中，他说："天大也为阳，而运于地之外；地居于天之中为阴，天之大气举之。日实也，亦属阳，而运于月之外；月缺也，属阴，禀日之光以为明者也。"根据"天人相应"的观点，从天地日月的运转变化联系到人体生命发生发展的过程，推论出人身也同样存在着阳有余而阴不足的情况，并进一步结合人体生理病理来论述其观点。丹溪认识到在整个生命过程中，男女两性只有在具备生育能力的时期阴精才是充盛的，而在其他时期则处于相对不足的状态，在稚幼与垂老之年阴气俱不足，前者未充，后者已亏，而青壮年时期在人生中又只有三十年，说明人体阴精来迟而易逝，所以丹溪感叹说："人之阴阳动静，动多静少；人之生长衰老，阴精难成易亏。"

情欲无涯

在生理情况下，人体就已存在阳有余而阴不足的状态。这里必须强调阴不足主要是指阴精难成易亏；而阳有余是指人体脏腑功能时时处于活跃状态。在这种阳有余阴不足的状态下，人类又要经常不断地接受外界事物刺激和影响，情欲因素使人体脏腑功能过激或者长期处于亢进的状态，即所谓"人心易动，君火引动相火"，就极易出现相火夺伤阴精的情况，丹溪将引起相火妄动的直接原因归属于人类的"情欲无涯"。他说："夫以温柔之盛于体，声音之盛于耳，颜色之盛于目，馨香之盛于鼻，谁是铁汉，心不为之动也。"在此，丹溪认识到外界事物刺激人的感觉器官，各种强烈欲望导致心君火盛。正是因为阴精难成易亏，而相火在情欲的煽动之下又易于妄动，所以保持人体阴精充盛的首要前提是使相火不妄动。情志过极、房劳过度、饮食厚味是引起相火妄动的三个主要原因，因此，丹溪在《格致余论》中，首列《饮食箴》《色欲箴》两篇，示人要节制饮食、色欲，不使相火妄动，以保持人体阴阳相对平衡的健康状态。

养阴抑阳

《内经》认为"人年四十，阴气自半，起居衰矣"，又说"男子六十四而精绝，女子四十九而经断"。正是由于阴精难成易亏，加之情欲无涯，使相火妄动耗伤阴精是人类早衰的重要原因。因此，丹溪把养阴抑阳的理念贯穿于生长壮老已的生命全过程中，并成为摄生养老主要原则。他认为幼年时不宜过于饱暖，以护阴气；青年当晚婚以待阴气成长；婚后当节制房事，摄护阴精。又因为人心易受温馨声色等物欲所诱，心动则引起相火妄动，他结合理学"主静"思想，强调正确处理动和静的关系。他重视精血的保护，倡导通过养阴抑阳实现却老延年的理论和方法。

节欲茹淡

丹溪指出："因纵口味，五味之过，疾病蜂起。"寡欲以聚存阴精，不使相火妄动，是健康的前提。因此，他提倡茹淡节食，反对饕餮厚味。他详尽分析了由于阴气不足、精血俱耗而致衰老的原因和表现，还在老年养生的问题上，反对服食乌附金石丹剂，也反对饮食厚味滋补，主张食养茹淡。由于人体阴气难成易亏，所以更要注重阴气的保养，他教人努力做到"收心养心""动而有节"，以防治相火妄动而耗伤精血。同时还提出"人之阴气，依胃为养"，如"谷、菽、菜、果，自然冲和之味，有食人补阴之功"。菽，指豆类。因此，粮食、豆类、蔬菜、水果才是人的最佳食品。丹溪提出的"节饮食"，是指控制烈性酒、肥肉等偏厚之味。又指出"夫妇之间，成之以礼，接之以时"，若"殉情纵欲，惟恐不及"，又用燥毒药品以助之，难免阴气虚耗，身亦憔瘁。所以要节制情欲，以保健康。

大补阴丸

丹溪站在"阳有余阴不足"思想的基础上，建立滋阴降火法，创制名方大补阴丸。丹溪将火热病证分实火、火郁和虚火。如果火盛于内，劫夺阴血者，主张护真阴，先除火，必以苦寒药直折火势，即所谓实火可泻。对于火邪怫郁之证，主张火郁当发，多用东垣之泻阴火升阳汤、升阳散火汤之类治之。还提出虚火可补，如阳虚发热，常用补中益气汤，而阴虚火动为火证之常见而难治者，使用大补阴丸滋阴降火。该方以龟板为主药，加牛羊猪的骨髓、熟地黄和蜂蜜滋补精血，再加知母、黄柏降虚火，滋阴降火，使其被后世医家誉为"大补真水为滋阴第一神品"。

杂病用丹溪

丹溪不仅在医学理论方面卓有建树，在临床杂病治疗方面亦多有贡献，尤其是对气、血、痰、火、郁等病证的论治，发挥甚多。明·王纶《明医杂著》说："丹溪先生治病，不出乎气、血、痰、郁，故用药之要有三：气用四君子汤，血用四物汤，痰用二陈汤。久病属郁，主治郁之方曰越鞠丸。"朱丹溪对于其他病证的论治亦不出其右。论中风，认为外中风邪极少，而对刘河间将息失宜，水不制火之论甚为赞许，并提出了痰热生风的观点。对痛风的机理，认为主要由于内有血热而外受风、寒、湿邪，致气凝血滞，经络不通所致，创制方剂二妙散，上中下通用痛风方治湿热痰瘀之患。人若患有吞酸、吐酸证，认为是湿热郁积于肝，伏于肺胃之间，必以炒黄连为君，用吴茱萸反佐，更以二陈汤和胃化痰湿。对于痿证，认为断不可作风治，大抵只宜补养，虎潜丸为其名方。诸如此类的疑难杂病的治疗经验，不胜枚举。

相关链接

1.格物：即格物致知，是中国古代儒家思想中的一个重要概念，乃儒家专门研究事物道理的一个理论。《现代汉语词典》解释为：推究事物的原理，从而获得知识。

2.《太平惠民和剂局方》：宋代官方颁布的一部方书。

3.痛风：痹症的一种，又称白虎历节风。因疼痛较为剧烈，故有人认为是痛痹。

『大器晚成』朱震亨

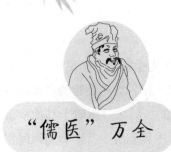

"儒医"万全

　　万全（约1495—1580），号密斋，明代著名儿科及养生学家。祖籍豫章（今江西省南昌市），明成化十六年（1480年）迁居湖北罗田（今湖北省罗田县大河岸）。世医出身，祖、父均为儿科医生。祖父万杏坡，字兰窗，为万氏家传幼科第一世。父亲万筐（1447—1528），字恭叔，号菊轩，树立了"万氏小儿科"的声望，无著作传世，为二世。传至三世万全，其更以儿科驰名。万全潜心于《灵枢》《素问》，师承家学，荟萃众长，从事祖传岐黄之业五十余年，学验俱丰。他通晓各科，尤精于儿科及养生学，对小儿生理、病理特点及诊断、治疗提出了许多独到的见解，所处之方多简便实用，效验价廉，对儿科学的发展作出了贡献。他对养生学也深有研究，他的养生理论完整、质朴、切实可行。至51岁时，万全在医学理论和临床实践方面都已经成熟。曾两次获得政府官员授予"儒医"匾额的殊荣。在嘉靖二十八年（1549年）著成的《痘疹世医心法》，标志着他在医学上取得了巨大的成功。万全一生著述鸿富，约二十多种，已刻版收入《四库全书》的书目有十种，共一百零八卷，辑成《万密斋医学全书》。此后撰成《素问浅解》《本草拾珠》《脉诀约旨》《伤寒蠡测》《医门摘锦》《保婴家秘》以及《痘疹心法》等书，均为教授诸子和门徒学医所编写的儿科和痘疹方面的词赋歌诀，在当地广为流传。

弃举从医

出生于世医之家的万全，自幼受良好的文化教育，但其父并没有让他从小学医，而要他攻习儒学。他在19岁时就通过童生入学考试，入邑庠成为儒学生员，由童生成为秀才，迈出了科举功名的第一步。后来，他又参加了三次举人乡试，可惜三次均未中举，父亲也在嘉靖七年（1528年）冬去世。种种打击和挫折，使万全在儒学里的读书生涯基本结束。因仕途无望，他转而继承家业，从此开始了他的医学生涯。

心肝有余

万全针对儿科病治疗，首先从分析五脏生理特点、病理改变入手。他总结到："肝属木，旺于春，春乃少阳之气，万物之所资以发生者也。儿之初生曰芽儿者，谓如草木之芽，受气初生，其气方盛，亦少阳之气，方长而未已，故曰肝有余，乃阳自然有余也……脾司土气，儿之初生，所饮食者乳耳。水谷未入，脾未用事，其气尚弱，故曰不足。不足者，乃谷气之自然不足也。"因此小儿肝常有余，脾常不足。心常有余是因"心属火，旺于夏，所谓壮火之气也"。肺常不足缘于"肺为娇脏，难调而易伤也"。肾常不足，是由于"肾主虚者，此父母有生之后，禀气不足之谓也"。

由于小儿心肝有余，在病理上，常心肝风火同化，临床实热动风之证多见。小儿乃"纯阳"之体，感邪后易从热化，同时神气怯弱，邪易内陷心包，导致心火上炎，肝风心火交相煽动，耗伤真阴，使筋脉失养而动风。万全说："肝主风，小儿病则有热，热则生风。"意即风证多由火热所致，多见壮热、惊悸、抽搐、昏迷，甚至角弓反张等"有余"之症。同时肝病每能影响其他脏腑，发生乘土、刑金、冲心、耗肾之病变，出现吐泻、夜啼等病症。由此可见"心常有余""肝常有余"是儿科疾病向"易实"衍化的病理基础之一。

脾常不足

小儿既有生机蓬勃、发育迅速的一面，又有脏腑娇嫩、形体未充的一面，这对小儿的护理和疾病防治有重要的意义。由于"幼儿无知，口腹是贪，父母娇爱，纵其所欲，是以脾胃之病视大人犹多也"，加上小儿不知饥饱，"饱则伤胃，饥则伤脾，热则伤胃，寒则伤脾"，其易被饥饱寒热所伤。小儿脾常不足，痰湿内生亦可伤肺。故万全云："天地之寒热伤人也，感则肺先受之。"上医治病，必先所属而预防之，因病后或吐泻，脾胃虚损，可发为慢惊。强调诸如疳、惊、吐、泻等小儿常见病、多发病，无一不与脾胃有关。

三因致病

万全将小儿致病因素归纳为三个方面。一为外感六淫之外因，"有因外感风寒暑湿之气得之者，谓之外因"。二为饮食不节之内因，"有因饮食寒热之伤得之者，谓之内因。乳多则饱，乳少则饥，饥饱之伤，此内因也"。三为客忤、跌仆及水火烫伤等不内外因。

医中王道

万全认为通过调理脾胃，"则脾胃强实，外邪不能侵，内邪无由起，何病之有哉"，而"调理之法，不专在医，唯调乳母，节饮食，慎医药。使脾胃无伤，则根本常固矣"。他的儿科处方以药味少、药量小，喜用丸、散、膏、丹为特色。他根据祖传经验和自己的临床实践心得，总结出了100多个家传验方。尤其可贵的是，他善于灵活变通，寓神效于平凡中。如白术散（人参、白术、白茯苓、炙甘草、藿香、木香、葛根）为钱乙用治小儿泄泻烦渴的主方。万全守其方，变其法，一则倍用葛根，以升胃中之津液；二则以大剂煎汤，代饮常服，使胃气上升，津液自生，渴泻自止。临床运用屡试屡验。

饮食自倍，脾胃乃伤

万全在《养生四要·卷之一》中解释说："自倍者，过于常度也。"他认为饮食多少，当有分度，过多则成蓄水宿食而变生诸病，故应以古人所云"爽口物多终作疾，快心事过必多殃"作为警句。其次万全反对偏嗜，他说："嗜有所偏，必生有所偏之疾。"五味可随其脏腑所属而各有所伤。"多食酸则伤肝，多食苦则伤心，多食甘则伤脾，多食辛则伤肺，多食咸则伤肾……初伤不觉，久则成患也"，所以万全谆谆告诫人们："凡有喜嗜之物，不可纵口，当念病从口入，惕然自省。""纵一时之欲，贻终身害。"他还十分重视脾胃在养生中的重要作用，他说："脾胃强则谷气全，脾胃弱则谷气绝，全谷则昌，绝谷则亡，人于脾胃可不知其

所养乎。"而"养脾胃之法，节其饮食而已"。所谓的节饮食，包括节食量和广食源不偏嗜。谷、肉，果、菜，皆天地所生以食人

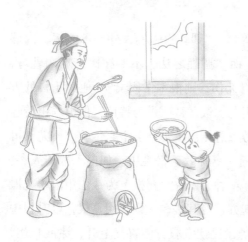

者也，各有五气五味，人食之，先入本脏，而后养其血脉筋骨，故人当以"五谷为养，五畜为助，五菜为充，五果为益"，"五味稍薄，则能养人，令人神爽"，但都"不可过也，过则成病矣"。

孕期保健

父母精血充沛是优生的重要前提，男当益精节欲，女宜养血调经。万全撰写的《广嗣纪要》中总结了种嗣的注意事项，分析了不孕无子的常见原因、保胎与胎教、妊娠疾病治疗以及育儿方法等，对后世优生优育颇有启发。他在《育婴家秘》和《万氏女科》中也详述了孕期胎养与胎教方法。他主张妊娠期间应戒房事、调喜怒、淡滋味、适起居、慎医药。他指出："自妊娠之后，则须行坐端严，性情和悦，常处静室，多听美言。令人讲读诗书，陈说礼乐，耳不闻非言，目不观恶事。"如果"孕妇有疾，必择其专门平日无失者用之。若未试之，有毒之药，不可轻用，以贻后悔"。又不可轻用针灸，会导致堕胎等。种种告诫，可见医者的良苦用心。

常带三分饥与寒

小儿出生之后，万氏强调母乳喂养，能食之后还要注意节乳食，勿使过饥过饱。穿衣应随气候变化而增减，衣服宜薄而不宜厚，反对过分饱暖和溺爱，提倡小儿"要受三分饥与寒"。

早期教育

万全还强调应对幼儿进行早期品德与礼貌教育，《育婴家秘·卷之一》云："遇物则教之，使其知之也。"提倡要培养幼儿的好学精神。他说："小儿能言，必教以正言，如鄙俚之言勿语也。能食则教以恭敬，如亵慢之习勿作也……言语问答，教以诚实，勿使欺妄也。宾客往来，教以拜揖迎送，勿使退避也。"

精神调摄

万氏不拘于前人"小儿无七情之伤"观点，明确提出："儿性执拗，凡平日亲爱之人，玩弄之物，不可失也。失则心思，思则伤脾，昏睡不食，求人不得则怒，怒则伤肝，啼哭不止。"因此应注重精神调摄，防止大惊卒恐伤及神志。

无病忌药

他还强调小儿若无病，切忌服药。即使患病，亦忌乱投，否则危害甚大。因而告诫说："小儿周岁有病者，勿妄用药，调其乳母可也。不得已而用，必中病之药。病衰则已，勿过其则也。"更不能"信巫""求鬼"。另外，他主张以剪刀放火上烧后断脐，且脐带未落时，不可频浴，否则易患脐风。

养生四法

万全在《养生四要·卷之一》中详细阐述了养生四法的要妙。云："养生之法有四，曰寡欲，曰慎动，曰法时，曰却疾。夫寡欲者，谓坚忍其性也；慎动者，谓保定其气也；法时者，谓和于阴阳也；却疾者，谓慎于医药也。"

"寡之者，节之也"。欲包括食、色两个方面。寡欲指节性欲，节饮食。"寡欲者，延龄广嗣之第一紧要也。"他说，"夫食、色，性也，故饮食、男女，人之大欲存焉，口腹之养，躯命所关。"他反对佛老方士那种"绝谷食柏""休妻鳏居"，不提倡以绝欲来养生延寿，而主张顺应人性，节制食色。

慎动是指形神活动应适度，不可过极。万全将慎动作为养生的一个重要内容。《养生四要·卷之二》中提出人"必清必静，无劳汝形，无摇汝精，乃可以长生"。万全提倡日常生活中可采用打坐、调息的方法达到慎动的境界。打坐、调息首先要心静，因为"人身之中，只有此心，便是一身之主，所谓视听言动者，此心也，故心常清静则神安，神安则七神皆安。以此养生则寿，殁世不殆"。打坐要摒弃一切杂念，定心静志，才有效果，初习者如一时难以收心，可闭目后"或解悟经义，或思索诗文"以排除外界因素纷扰心神。调息也要求做到"俭其视听，节其饮食，避其风寒"，养性收心，心安则气顺。

法时是指调摄人体阴阳之气以顺应天地四时之气的变化，从而达到却病延年的目的。万全从饮食、起居、发病、治疗等多方面阐述了法时的养生保健措施。在饮食方面，他提出"春夏养阳也，济之以阴"，宜春食凉夏食寒，使阳气不至于偏胜。"秋冬养阴也，济之以阳"，宜秋食温冬食热，使阴气不至于偏胜。但无论寒热之食均宜适度，以"热无灼灼，寒无沧沧"为宜。

却疾指防治疾病的方法，对于疾病，万全持积极的防治态度。主张善养生者应以谷肉果菜调五脏精血，并做到内外交养，动静适宜，使神与形俱，精神不散，就可益寿而以百数。他反对无病服药及滥进补养之品以求养生防病的做法。他说："无病服药，如壁里安柱，为害甚大。"谷肉果菜"倘用之不时，食之不节，犹或生疾，况药乃攻邪之物，无病岂可服哉"。药物气味皆有偏性，服之可使脏气不平而生疾，更有甚者，服食金石、有毒之品以求长生，更非人体之所宜。

因此，万全在《养生四要·卷之五》总结说："养生之道，只要不思声色，不思胜负，不思得失，不思荣辱，心无烦恼，形无劳倦，而兼之以导引，助之以服饵，未有不长生者也。"

相关链接

客忤：病症名。由于小儿神气未定，如骤见生人，突闻异声音，突见异物而引起惊吓啼哭，甚至面色变异，兼之风痰相搏，脾胃运化失调。临床有吐泻、腹痛、瘛疭（类似惊痫）等表现。

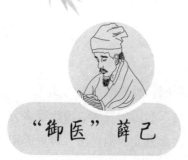

"御医" 薛己

薛己（约1486—1558），字新甫，号立斋，吴郡（今江苏苏州）人，明代著名医家。他出生于世医家庭，其父薛铠也是一位名医，擅长儿科，弘治年间被征为太医院医士，著有《保婴撮要》传世。很早的时候薛氏就在太医院接受医学教育，除了继承家学之外，还旁通诸家。他早年以外科起家，逐步通晓诸科，尤以内科闻名于世，可谓是博学多才。他创立伤科内治大法，形成整体疗伤特色，对骨伤科产生了深远的影响。他在正德年间被选为御医，后曾任南京太医院判，嘉靖年间（1522—1566）升任院使。薛氏喜欢广交海内名医奇士，却无心经营仕途之路，后来他辞去医官职位回归故里，一心一意地研究医术，以医学研究和著书立说为自己的志向。

薛氏治学著述极为勤奋刻苦，论著很多，除他自著的《外科枢要》《内科摘要》《女科撮要》《疠疡机要》《正体类要》《口齿类要》之外，还有许多校订书。他在校订医书时，往往选注名著，并附以己见。经他校订的历代医著包括陈自明的《妇人良方大全》、钱乙的《小儿药证直诀》等数十种。由于这些校本中不少附有医案，以临床验证来说明理法方药依据，故后人将其所著之书与其评注之书汇编，命名为《薛氏医案》。

温补先驱

薛己曾历经正德、嘉靖两朝，执掌南北太医院，因而有机会接触和阅读朝廷内部所藏的古籍医书和秘方，为他的医学之路奠定了很深的基础。他在担任太医院使时，由于元代名医朱丹溪学说正当盛行，一些医家只用药不辨证，寒凉降火用药太过，进而克伐人体生生之气。针对这种用药的流弊，薛氏根据前人的经验，又遥承王冰、钱乙之说而重视肾与命门，遵从金元名医李杲脾胃学说，并结合自己多年的潜心研究和临床体会，形成了以温补脾肾治疗虚损病症的学术特点，擅长用补中益气汤益气升阳，用六味丸、八味丸补肾温阳。其学术思想与经验，对后世的李中梓、赵献可、张介宾诸家均有较深的影响，也因此成为明代温补学派的先驱。

治病求本

"治病必求于本"的思想源于《内经》。薛己遵循经典理论，亦十分重视这一点。首先，他强调运用辨证论治的方法，以求疾病之本，强调辨证求本、治病求本的重要性。他主张要把人体当成一个整体看待，五脏之中，任何一脏的病变，除与本身有关，还存在着他脏对其的影响，脏腑之间存在着生克乘侮、子母相生的多种关系，再加上邪气与正气的交争，更应加以辨析。他以心病为例，提出了肝之疏泄与心气的通达旺盛十分有关，而肾之受邪由于心肾的所胜关系，亦容易影响及心，以说明辨证要求疾病产生的本源。再比如对于腹痛病之辨证，患者面色黄中常青，左关脉弦长，右关脉弦紧。他分析：黄为土色，腹痛多属脾，然其面色青，青为肝色，弦为肝脉，故辨证当属肝木不舒克伐脾土之证，用益气汤加半夏、木香补脾舒木而治愈，充分体现其辨证求本的思想。其次，他还强调人的生命和脏腑的功能活动当以胃气为本，他指出《内经》千言万语，旨在说明人有胃气则生，以及四时皆以胃气为本。他还进一步说明："人以脾胃为本，纳五谷精液，其精者入营，浊者入胃，阴阳得此是谓橐龠，故阳则发于四肢，阴则行于五脏；土旺四时，善载乎万物，人得土以养百骸，身失土以枯四肢。"以人身之正气而言，虽根于先天之肾命，然不断充养全在脾胃，而正气之盛衰于人体抗卫外邪，祛除疾病，维护健康是至关重要的，只有正气充盛，才能祛邪于外，维持人身之健康。

滋化源

　　薛氏滋化源是指疾病的治疗要滋养人身气血精液化生之源。他从肾、命门是人身阴精阳气之本立论，两手之脉，左尺属肾，右尺属命门，虚损之病，见左右尺脉不足者，当从肾、命入手，资助人体生命活动所需物质的生化之源。他认为人体后天生化之源，当属脾胃元气，土为万物之母。人体脾胃五行属土，中土以灌四傍，只有脾胃昌盛，人身之脏腑四肢百骸才能得到滋养。由于脾气充盛，肺金自然健旺，化源充足则阴精亦自充足，肺肾两脏健壮，既可养肝，又可降心火，四脏自平。薛氏用此法治因脾胃亏损之咳嗽，即后世的"培土生金"之意。他的滋化源之治法，意在通过补脾胃以达到补四脏之目的。在此前提之下，总结其治疗脾胃病的四症四方为：饮食不适——枳术丸；脾胃虚弱——四君子汤；脾胃气虚而下陷——补中益气汤；脾胃虚寒——四君子汤加炮姜；命门火衰（大便不实、夜尿多）——八味丸。薛氏滋化源之论重在实脾胃，但他对滋化源的具体治疗方法并不局限于脾胃，常常在直接治理脾胃之外，还当求之于肾和命门，常用六味丸、八味丸加减。

脾肾并重

薛氏温补脾胃、温补肾命的治疗方法并非分别应用，而是认为二者之间有着互为因果的密切关系，而且在临床上脾肾兼亏的病证更为多见。或因脾土久虚，后天不能养先天，而致肾虚；或因肾阳虚衰，火不生土，而致脾胃虚损。故在治疗时前者应当补脾而兼顾其肾；后者宜补其肾而兼顾脾胃。若脾肾虚寒，宜用四神丸；若脾肾虚脱，用六君子汤加姜、桂，如果不效，急补命门之火，以生脾土，常用八味丸治之。他的临床治疗病案中，在治疗气虚兼阴虚时，更是补脾与补肾药交叉使用，早服补中益气汤、十全大补汤，晚服六味丸、八味丸或四神丸。他在论述痨瘵的治疗时说："大抵此证属足三阴亏损，虚热无火之症，故昼发夜止，夜发昼止，不时而作，当用六味地黄丸为主，以补中益气汤调补脾胃。若脾胃先损者，当以补中益气汤为主，以六味地黄丸温存肝肾，多有得生者。"

伤科内治法

薛氏治疗伤科疾病，不同于其他医家仅重视手法与外用药物，而是从人体的整体部位辨证，创立伤科内治法，其伤科代表著作《正体类要》也具有开创性价值。他认为："肢体伤损于外，则气血伤于内，营卫有所不贯，脏腑由之不和。"外伤疾病虽损伤于外，而实则影响于内，而人身以脏腑气血为本，故薛氏十分重视补气养血活血法的应用。而于养血与活血之间，更注重养血，他认为养血则瘀血不致凝滞，人体肌肉组织不致遍溃，故四物汤之类是其常用之方。而补气之药更是常用，薛氏认为外伤之病，正气易虚，故补气、调补脾胃是其常用之法，甚者则从肾命用药，从脏腑分析，与其注重脾胃肾命的学术观点相一致。而在具体分析每一个病证时，薛氏又强调"求之脉理，审其虚实，以施补泻"，并应"极变析微"，"贯而通之"，注意从整体把握病情，形成自己独特经验，故后世称其为整体派。

论口齿病

自古以来口齿科的专著为数甚少，薛己所著的《口齿类要》直至今日，仍为医家所推崇。全书共 12 篇，包括茧唇、口疮、齿痛、舌症、喉痹诸症、喉痛、诸骨稻谷发鲠等病症，共载方 69 首。其中，尤以齿痛之经验最为系统，记载病案 23 例。薛氏首先分析口齿疾病的发病原因，认为："齿者肾之标，口者肾之窍。诸经多有会于口者，齿牙是也。"而诸经之中手足阳明经、足少阴肾经与之关系最大。其病位主要在脾、胃、大肠与肾。其病因则或由外邪，或内生湿热，或情志内郁，或诸经有错杂之邪。其次介绍辨证治疗的经验，热甚者，承气汤下之；轻者用清胃散调之。大肠经热而龈肿痛溃烂者，清胃散治之，重则清胃丸清之。六郁痛者，越鞠丸解之。中气虚者，补中益气汤补之。思虑伤脾者，归脾汤调之。肾经虚热，齿不固密，或疼痛者，六味丸补之。肾经虚寒，脾胃虚弱，牙痛或不固者，还少丹补之；重则八味丸补之。肾经风热风毒，牙痛或牙龈肿痛者，独活散主之。大寒犯脑者，用白芷散。风寒入脑者，用羌活附子汤。诸如此类的用药经验，至今在临床中仍广泛使用。

疮疡灸法

薛氏常常在外科疮疡疾病中使用灸法，名目繁多。如隔蒜灸：适用于蛇、蝎、蜈蚣、狂犬咬伤的患者。用大蒜头去皮，切成三文钱厚，安放在疮口上，置艾炷灸之，三炷换蒜。如果疮大头多，将蒜捣烂摊患处，艾铺其上燃烧，蒜败再换。此法又可治一切疮毒，尤以剧痛或不痛而麻木者为宜。隔豉饼灸：以豆豉为末，唾津调和作饼如钱大，厚如三文钱，置患处；放艾炷灸之，

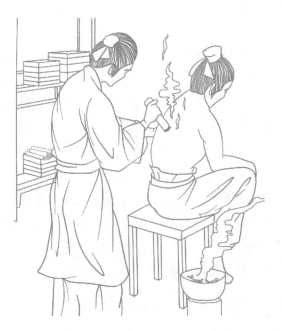

豉饼干即换。如果疮口大则以漱口水作饼，上铺艾灸之，治疗疮疡肿硬不痛及溃而不敛等症。隔附子饼灸：以附子末唾津调和作饼如三文钱厚，置疮上，用艾灸，饼干则换，治疗体虚而疮陷之症。木香饼灸：以木香、生地黄为末，酒调为饼，上置艾火施灸，主治乳中结核，或因气滞，或因风寒、挫闪而致气血壅滞疼痛。骑竹马灸：令患者骑于竹杆上，杆由二人抬起，使足离地，然后以患者肘横纹至中指端的长度，从尻部杆上贴脊向上量，尽处作一记号，再以患者中指横纹作一寸，于记号处向两旁各开一寸是穴，用艾灸各五七壮，主治一切疮疡，可使心火流通而毒邪得散。此衡量所取之穴在膀胱经膈俞穴附近，血会膈俞，心主血脉，故可泻心火，理血分，《内经》说"诸痛痒疮，皆属于心"，故此灸可治一切疮疡。

相关链接

生克乘侮：五行学说术语。即五行相生、相克、相乘和相侮。相生是借木、火、土、金、水五种物质之间相互滋生和促进的关系来说明脏腑互相协调的生理现象，其次序是木生火、火生土、土生金、金生水、水生木。相克是借木、火、土、金、水五种物质之间相互制约和排斥的关系，来说明脏腑之间相互制约的生理现象，其次序是木克土、土克水、水克火、火克金、金克木。相乘是借木、火、土、金、水五种物质之间相互过分制约和排斥的反常变化，来说明一脏亢，导致另一脏偏虚的病理。相侮，即反克，又称反侮。乘侮皆属病理变化的范围。

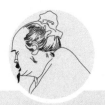

"针药并用" 杨继洲

杨继洲（约 1522—1620），字济时，三衢（今浙江省衢州市六都杨村）人，明代著名针灸学家。他不仅深通医理，医术过人，而且精通养生之术，寿命接近百岁。他一生行医 40 多年，通晓各家学说，临床经验丰富，尤其精通针灸疗法。他曾在太医院任职，临床经验丰富，疗效显著，享有很高的声誉。他倡导针灸药并举，不可偏废。针灸治疗上，主张辨脉明证，用穴少而精。他还丰富了针刺得气理论，注重针刺补泻手法的研究。

弃儒习医

杨继洲出生在一个中医世家，他家中藏有特别丰富的秘方、验方和医学典籍。据《中国医籍考·卷二十二》载，杨继洲家学渊源，其祖父杨益曾任太医院太医，声望很高，著有《集验医方》。他的父亲也是一位有名的医生，但他希望儿子走科举仕途的道路，可杨继洲对当官不感兴趣，"幼业举子，博学绩文，一再厄于有司，遂弃其业，业医"，在他几次科举考试受挫后，他便将四书五经扔在一旁，决定潜心攻读各种家藏的医书，他学医寒暑不辍，对医学有很高的领悟，医术日益精湛，尤其擅长针灸。

付梓出书

杨继洲早年曾编撰《卫生针灸玄机秘要》三卷，此书是他将祖传秘方与自己的经验结合起来编辑而成，还请了当时吏部尚书王国光作序，但由于各种原因，此书一直未能刊刻问世。据史书记载，在明朝万历年间，有个监察御史叫赵文炳，他得了痿痹之症，身体疼痛，四肢屈伸不便，吃了无数药丸药剂，都不见效。后来，他请了杨继洲为他针灸，只扎了三针就好了。赵文炳感恩戴德，为了答谢杨继洲，决定帮他将这本书付梓出版，并委托晋阳人靳贤进行选集校正。杨继洲满怀欣喜，但为了出一本真正有价值的书，他再次静下心来，博览群书，凡是明代以前的重要针灸论著，都将其中有关针灸的内容一一摘录下来。最后，在他出版的这本书中，除了家传的《卫生针灸玄机秘要》内容以外，又辑录了《神应经》《古今医统》等著作中的针灸内容，这就是流传后世的《针灸大成》。

针灸大成

杨继洲是明代针灸学之集大成者，他的著作《针灸大成》的问世，标志着中国古代针灸学已经发展到了相当成熟的地步，后人在论述针灸学时，大多将《针灸大成》作为最重要的参考书。该书总结了明以前我国针灸的主要学术经验，特别是收载了众多的针灸歌赋，重新考定了人体穴位的名称和位置，并附以全身图和局部图，阐述了历代针灸的操作手法，并加以整理归纳，如"杨氏补泻十二法"等，记载了各种疾病的配穴处方和治疗验案。如《针灸大成》歌赋中，有头痛针灸方三十余条，少则一穴，多则四五穴，做到了执简驭繁。同时各方有其不同的适应证，在立法配穴上都有其特点，充分反映出明代以前针灸临证不同的风尚。本书内容丰富，有系统完整的针灸学理论，并有相当丰富的临床经验。杨氏对针灸学造诣精深，理论精辟，能广收百家之长，充实自己的学术研究。他对针刺得气、手法、透针刺、疗程、晕针等具体问题有一定的发挥。《针灸大成》是明代以来三百年间流传最广的针灸学著作，是一部蜚声针坛的历史名著。自明万历年间刊行以来，平均不到十年就出现一种版本，该书翻刻次数之多，流传之广，影响之大，声誉之著，实属罕见。此书被刊行以后，不只受到国内学术界的重视，在国外影响也很大，至今已有五十种左右的版本，并有日、法、德等多种译本。

医案特色

《针灸大成》是杨氏根据家学秘传，并系统地收集了历史上有关的针灸文献编著而成的。该书卷末还附有 31 则杨氏本人的治验医案，它是杨氏在嘉靖乙卯岁至隆庆庚辰岁的社交和医事活动的真实记载。虽然案例不多，但有论有法，脉症俱备，情节分明，不可多得。31 则医案里除了 4 则单纯用药物治疗外，其余27 则均用针或针药并用。这 27 则医案中，有两则各包括两个病例，所以实际有 33 例病例，它们记录了杨氏运用针灸方法治疗24 种疾病的临证经验。这些医案突出了标本兼顾、选穴精当的特点。

梅核气

《针灸大成·医案》载："辛未夏，刑部王念颐公患咽嗌之疾，似有核上下于其间，此疾在肺膈，岂药饵所能愈。东皋徐公推予针之，取膻中、气海，下取三里二穴，更灸数十壮，徐徐调之而痊。"这则病案中患者被诊断为咽嗌，今为梅核气。患者自觉咽部有物，咯之不出，咽之不下，病机多为痰气交阻，结于肺膈。杨继洲认为此病病位在肺膈，一般的药物很难作用于病所。因此，针灸治疗为首选，以调畅气机为主，兼以化痰散结。杨氏采取上下配穴、远近配穴的方法。近取膻中、气海。膻中又称为上气海，既能行气，又能补气；而气海在下焦，为任脉所属，针刺此穴，通过任脉直达咽部，疏调咽喉之气。两者一上一下，气机得以疏通。足三里为胃经合穴，能健脾化痰。此案针灸并用，共奏调气化痰之功，使病渐愈。

针刺手法

杨继洲承其家学，集前人学术成就，宗《内经》《难经》，尊古而不泥古，其学术思想影响极为深远。其中关于针刺手法的内容，尤其从理论论述、操作方法、临床运用等方面，对前人经验做了深刻全面的总结，形成了一套针刺手法操作规范，包括了进针、行针、留针、出针的针刺常规操作，言简意赅，是指导临床操作的标准。揣、爪、搓、弹、摇、扪、循、捻八法，是杨继洲继承《内经》《难经》理论，并根据其家传经验及明以前历代医家的经验总结出来的，是单式手法中最重要的部分。他比较全面

大国医 小传

地概括了从寻定腧穴至出针整个针刺过程常用的基本手法。经过杨氏整理的针刺基本手法具有较强的可操作性，既无悖于《内经》《难经》经旨，又切合临床实际，对后世医家影响较大。

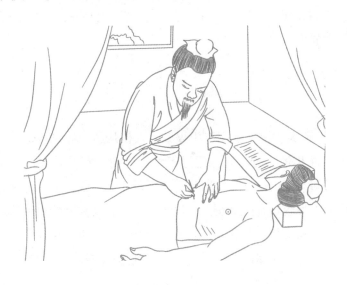

复式手法

关于针刺补泻，杨氏收集了二十四种复式手法，与后世医家所提出的复式手法无出其右，可见其完备。他在前人的基础上进一步发展了其理论，深刻阐发了针刺补泻的奥秘。杨继洲在《针灸大成·三衢杨氏补泻》中，阐述了二十四种复式手法，其中出自《针灸大全·金针赋》的有9种，出自《针灸聚英》《针灸问对》的有2种，阐述一般的补泻原则与方法的有4种，杨氏独创的有9种。在具体操作方面，更是具有诸多创新，实现了从理论到实践的飞跃。在《针灸大成》中，对于针法、灸法的理论是相提并论的。杨氏对于刺法理论的一个最大贡献是将针刺补泻分为大小两类，他认为"刺有大小"，一是手法较轻（平和）的"平补""平泻"；二是手法较重的"大补""大泻"。他将针刺补泻进行大、小分类，实质是对刺激量进行定性分类，开启了针刺补泻分强弱的先河，对后世，特别是现代有关针刺手法刺激量的研究有较大的影响。

宁失其穴，毋失其经

《针灸大成·标幽赋》中提到，穴位从属于经络，是经络气血的输注集散之处。穴位通过经络和脏腑器官及其他部位相联系，脏腑组织的病变往往通过经络反映于某些穴位上。针刺就是根据这一原理，通过针刺穴位以疏导经气，调整脏腑组织的阴阳偏颇，从而发挥治疗作用。离开了经络，也就不存在穴位。从形式上来看，经络呈线（带）状，穴位则是分布在其上的点。从功能上来看，同一经脉上的穴位，有着某些一致的主治特性，同一经脉上的穴位往往可以替代，所以循经取穴成为针灸、推拿选穴的基本原则，针灸学的临床辨证和治疗的要点也都在经络上。他特别重视经络的主导作用，强调依经取穴。《针灸大成·卷三·策》中主张灸穴必须要按循行的经络选取穴位，这样的话，气就容易相连而疾病也容易祛除。因此，要想取得又快又好的效果，首先要分析确定病变所在的经络，再以此为基础选取治疗穴位。反之则本末倒置，很难取得疾病治疗的效果。杨氏明确提出"宁失其穴，勿失其经"的针灸论治观点，对后世产生了较为深远的影响。

针药并重

古代名医善用针灸，临证针灸药物灵活应用，以取良效，但到了明代，医家大多热衷于方药，轻视针灸，甚至废弃不用，一些针灸技法面临失传的危险，杨氏对此十分忧虑，分析其中的成因和危害，阐述针灸的特色和优势，极力倡导针灸药物并重。他认为针灸药物，各有所长，只有选择适当的治疗方法，用其所长，才能取得较好的效果。他考虑到病情的复杂多变，强调临证辨治要因人因证，灵活选用各种有效的治疗方法和手段，或用针用灸用药，或者针灸并举，或针灸药物同进，千万不要拘泥于成方成法或者一方一法。

咽津养肺

历代养生家对咽津养生非常重视，如孙思邈在《备急千金要方》中记述：汉代有一个名蒯京的道人，每天早晨吞咽玉泉，活到178岁，仍面色红润，牙齿坚固。这个故事告诉人们，吞咽玉泉是一个很好的养生方法。杨继洲《针灸大成·卷六·五脏六腑图》引用了《秘法》一首歌诀，简明扼要地讲明了吞咽之法与养生之妙：行住坐卧常噤口，呼吸调息定音声，甘津玉液频频咽，邪火下降肺金清。杨氏认为，人身呼吸出入不定，肺金不清。他主张采取咽津养肺法，实现祛病延年的目的。首先调整好呼吸的节律，而后吞咽津液，可使邪火下降，如能经常坚持吞咽津液便能起到清金养肺作用。

1. 得气：又称气至，是针刺中腧穴，引动经气，经气来至的反应，是针刺治疗取效的前提和基础。气至的反应是施术者针下微感沉涩而紧，患者有针下麻、胀、酸等感觉。得气的反应与患者的虚实状态有关，能从脉象盛衰变化上体现出来，即实证脉象由盛实变为虚弱，虚证脉象由虚弱变盛大，即为有效。

2. 玉泉：又名玉液。养生学家认为，人的舌下为玄膺，该处有两窍，左名金津，右名玉液，当精气经过玉池（口）的时候，这两窍分泌的唾液为玉液。并说它能"开通八脉血液始，颜色生光金玉泽，齿坚发黑不知白"。现代医学研究认为唾液含有极为复杂的成分，学者们研究证明，唾液具有十二种主要生理功能：①帮助消化；②与食物混合形成溶酶；③润滑及助咽作用；④对口腔和牙齿有清洁与滋养作用；⑤杀菌；⑥缓冲作用；⑦免疫功能；⑧有助于牙齿的成长及固定；⑨缩短凝血时间；⑩腮腺素的抗衰老作用；⑪防癌效能；⑫唾液生长因子能促进发育。

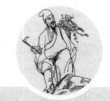

"无冕之王"李时珍

李时珍（1518—1593），字东璧，晚年自号濒湖山人，湖北省蕲春县人，明代著名医药学家。为了研究医药学，他常常深入民间，向农民、渔民、樵民、药农虚心请教，并亲自上山采药，常年坚持做必要的实地考察。他的足迹踏遍了大江南北，在祖国医药学研究的道路上，可谓是倾注了毕生的心血和精力。他的代表作有《本草纲目》《濒湖脉学》《奇经八脉考》等。

弃官习医

李时珍出身于医学世家，他的祖父和父亲李言闻都是热心替人诊治疾病的医生。由于受家庭和环境的影响，聪明好学的他自小就爱好和熟悉关于草木虫鱼的学问，常常能够把大段难懂的文章背诵如流。可在那个时代，医生的社会地位十分低下，民间医生与算命、卜卦、看风水的人一样，被看作是从事"小道""贱业"的人而受人轻视。别说有钱有势的子弟，就连一般的读书人也都不肯轻易去做医生。李言闻父子两代为医，饱受了达官贵人的轻视和欺辱，这种痛苦经历，使李言闻决心要改变李家的社会地位。经历过多次科举考试失败后的父亲，把全部希望寄托在聪明好学的李时珍身上，为儿子选择了一条通过科举做官的道路。

所以当从小喜爱草药知识的李时珍每每问起关于医学方面的问题时，常常遭到父亲的拒绝。他从12岁起，在父亲严格的监督下不得不脱离山林湖滨，只能在家中读经书，做八股文，参加乡试，以实现家族为官一生的理想。14岁那年，聪慧过人的他考中了秀才，也给家人带来了希望。可是，天不遂人愿，他在随后的科考中并没能像父亲向往的那样。经过几番失败之后，李时珍决心彻底放弃科举道路，重新拾起儿时的梦想。经过之后不懈的努力，他终于成为了一名悬壶济世的行医之人。

《本草纲目》

李时珍以严谨的科学态度和实事求是的精神，历经将近40载，写成了《本草纲目》。该书将各种材料加以分类，采用"物以类从，目随纲举"的编写体例，首先为纲，次之为目，再次是药名、产地、形色、气味、性能等，全书共16部，52卷。《本草纲目》的巨大成就不仅表现在医药学方面，还旁及天文、地理、化学、植物学等方面，堪称我国古代的百科全书。此书是我国明代以前本草学的集大成者，也是我国古代影响最大的一部综合性本草。该书对明代以前的本草学进行了全面的整理，资料收集系统而广泛，同时又补充了大量新知识，包括李时珍自己的实践经验和研究心得。该书收药1892种，其中为李氏新增者即有374种，绘制药图1100余幅，附方11000余首。通过文献考据和实地调查，他纠正了过去本草书中的许多错误，在药物品种的考订、药物的临床应用以及药物栽培、炮制、制剂等各方面都有重要的贡献。

重修本草

李时珍研究和使用中药，需要阅读大量古代的本草著作，在翻阅的过程中，他发现古书中有许多错误的地方。有的书把几种不同的药物混为一谈，不加分辨，如人参、党参，这是两种疗效不同的药物，但书中却混为一种；有的将一种误分成几种，如枸杞子，不同产地的枸杞子在外观上可能相差较大，书上就把它们分成几种；有的对疗效定位不准确；有的图谱与实际药物背离等。他注意到的这些情况如不加以纠正，会产生不良后果。病人不仅得不到有效的医治，还会因为吃错了药而付出生命的代价。针对以上问题，一个伟大的梦想在李时珍内心深处迸发出来，他要不惜一切代价，重修本草。那一年，李时珍35岁，他暂时放弃了行医的营生，转而把全部的精力放在重修本草这件伟大的事业上。为了拿到一手资料，他背起行囊，到各地去考察。他进深山，入老林，虚心向游医和农民请教，不仅对《神农本草经》里记载的每一味草药进行核实，同时还收集到了许多珍贵的民间偏方。前后整整花了46年时间，他在前人研究本草的基础上进行补充修改，终于完成了一部中药学的巨著——《本草纲目》。

千年长寿方

故事发生在一个除夕之夜，这天李时珍刚从外地采药归来，刚进家门，就听见有人敲门，大呼小叫，很不礼貌。他开门一看，原来是州里的官员到来，此人是州里的一个参议叫马三。这人平素狗仗人势，名声很坏。于是李时珍就问："马大人，有何指教？"对方以傲慢语气回答说："我是州官跟前的人，州大爷说了，叫你去一趟。"李时珍又问："是州官病了吗？"马三说："老爷身体康泰，永远健康！"李时珍接着问："许是除夕到了，州官想让我给他开点补药，开一个能长寿的方子？"马三说："正是。"于是，李时珍便开了个方子，让马三带回去。州官一看很高兴，只见此方标题是千年长寿方，方子上面写的是："千年陈谷酒，万载不老姜，隔河杨搭柳，六月瓦上霜，连服三万七千年。"州官看后，差点当场背过气去。

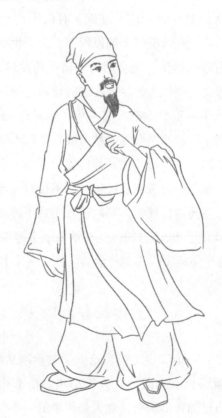

明芝明膏

李时珍为人正直，不趋炎附势，他对那些庸劣不堪、欺压百姓的官员，丝毫不给面子。一次，有一个县官姓苟，请李时珍去看病。李时珍把着脉，说："大人您的脉象一切正常，不过，您太胖，将来可能会出问题。"县官听后吓坏了，赶紧请他想想办法，说道："诊金好说，要多少给多少。"李时珍回答说："我们先不谈钱，不过你得答应我一个要求，一定要严格按照我的方子抓药，服药。"官县痛快地答应了。李时珍说："我这个方子，一不用吃药，二不用打针，三不用写在纸上，我说出来，你记住就行了。第一条，不吃鱼，不吃肉；第二条，每天步行 30 里路；第三条，要收购农夫、车夫、轿夫、渔夫的破毡帽，把它们烧成灰，和上蜂蜜，做成药，叫'明芝明膏'，每天服用。"明芝明膏？原来这药名的谐音是"民脂民膏"。聪明智慧而又不畏权贵的李时珍，这次又给县官美美地上了一课。

活死人

李时珍为了实现梦想，一路走来，在民间留下了许多传奇的故事。传说在江西和安徽交界的湖口地区，曾经是李时珍考察停留过的地方。有一天，走在路上的李时珍，迎面碰见一队出丧的人，抬着一口棺材。他仔细一看，吃了一惊，原来棺材在从里往外滴血，而且流出的是鲜血。李时珍连忙上前拦住送葬的人，说这棺材里的人可能还有救。送葬人告诉李时珍，棺材里的死者是个妇女，因难产大出血而死，已经请过当地很多有名的大夫看过，都说救不活了。一个游方郎中怎能随便开棺呢？李时珍为此一再给死人的家属解释，但他们就是不听，最后，李时珍只好发狠说，我敢担保里面的人有救，不仅大人能复活，还能让她把孩子生下来。那主人一听，愣住了，说："那就死马当活马医吧。"于是那人打开棺盖，抬出他们认为已经死去的妇女。李时珍先对她进行按摩，之后又在妇女的心窝处扎了一针，妇女就活了过来，接着腹中的孩子也顺利地生了下来，还是个大胖小子。

巧用巴豆

有一位六十多岁的老太太常年患腹痛溏泄之病。后来，有人建议老妇人家人去请李时珍治疗。李时珍给她把脉，发现她脉象沉滑，于是断定其是"脾胃久伤，冷积凝滞"之症。老太太的腹泻仅仅是病症的外在表现，一般人会认为，只有去除冷积的病因，才能根治此病。但令人目瞪口呆的是，李时珍开出的药方居然是让病人服用巴豆丸。中药巴豆，是一味辛热而且有毒的泻药，就是体质壮实的人也当谨慎使用，历代本草书都有警示。这个药方一出，许多医生立马提出质疑并强烈反对，众人纷纷搬出医书理论来责问李时珍。于是李时珍就据理力争，舌战群雄。原来，巴豆虽然是一味具有强烈泻下作用的药物，但在行医的实践中，李时珍发现它"峻用则有戡乱劫病之功，微用亦有抚缓调中之妙"，关键在于"配合得宜"，把握用量。他向病人的家属和治病的医生们，叙述了自己经过反复试验，甚至亲自试吃巴豆的经历，充分证明自己已经掌握了用药的度。听完李时珍有理有据的说明后，患者就按着他的要求服用了巴豆。令众人没想到的是，服药以后，老太太连续两天不仅没有腹泻，而且气色一天好过一天，慢慢地也可以自由食用油腻食物和瓜果蔬菜了，最后竟奇迹般地痊愈了。

七情和合

《本草纲目》体现了李时珍的识药和用药水平，也反映了他在药物使用方面的创新，其中就有所谓的"七情和合"。七情和合是指两味或两味以上的药味配在一个方剂中，相互之间会产生一定的反应。这种反应是多种多样的，有的对人体有益，有的则有害。在传统的中药配伍理论中，人们将这些反应归纳为七种，故称七情和合。对于七情和合，李时珍精辟地概括为："独行者，单方不用辅也；相须者，同类不可离也；相使者，我之佐使也；相畏者，受彼之制也；相杀者，彼之毒也；相恶者，夺我之能也；相反者，两不相合也。凡此七情，合而视之，当用相须相使者良，勿用相恶相反者。若有毒制宜，可用相畏相杀者，不尔勿合用也。"上述内容归纳起来不外协同和拮抗两个方面。中药配伍讲究宜和忌。单行是指一味药独立发挥作用。如独参汤、独圣丸、首乌片。相须是指两种作用相似的药配伍，有相互协同的作用。如大黄与芒硝，乳香与没药，当归与白芍。相使是指两种作用不同的药配伍，可相互促进，如黄芪与茯苓，白术与防风，巴戟天与覆盆子。相畏是指一种药能抑制或减轻另一种药的烈性，如桔梗畏白及，远志畏珍珠，丁香畏郁金。相杀是指一种药能减轻或消除另一种药的毒性，如大黄与附子，甘遂与赤芍，石膏与粳米。相恶是指两种药合用会降低或丧失药效，属配伍禁忌，如玄参恶干姜，巴戟天恶雷丸，狗脊恶败酱草。相反是指两种药合用能产生毒副作用，属配伍禁忌，如乌头反半夏，大戟反芫花，细辛反藜芦。李时珍对中药七情和合的研究，使中药十八反、十九畏的内容更加具体化，也有利于临床医生的实际操作。

四时用药

李时珍《本草纲目·四时用药例》指出："春月宜加辛温之药，薄荷、荆芥之类，以顺春升之气；夏月宜加辛热之药，香薷、生姜之类，以顺夏浮之气；秋月宜加酸凉之药，芍药、乌梅之类，以顺秋降之气；冬月宜加苦寒之药，黄芩、知母之类，以顺冬沉之气。"春夏自然界阳气升浮，久病阳虚之人当于春夏之际借自然界阳气补机体不足之阳；秋冬阳气潜藏，阴虚之人可用酸苦寒凉之药补不足之阴。他依据春升、夏长、秋收、冬藏四季更替，阴阳升降的自然界变化规律，在《内经》"春夏养阳、秋冬养阴"的思想前提下，总结和提出的"四时用药，顺时补之"的内容，是中医因时制宜、辨证用药思想精髓的具体体现。

相关链接

1.《濒湖脉学》：是李时珍撷取《内经》《脉经》等诸书精华，结合自己的经验撰著而成。总为一卷，内容分两部分，一是阐述了27种脉象的脉形特点、辨别方法及主治病证，二是引录了其父李言闻阐述脉学理论的《四言举要》。它对中医基础理论研究和临床实践具有重大的指导意义，在中医脉学发展史上有着重要地位。

2.巴豆：又名八斗、巴斗、刚子、老阳子。气味辛、温、有毒。荡涤五脏六腑，开通闭塞。主治伤寒、温疟寒热，破癥瘕结聚坚积、留饮痰癖。

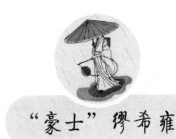

"豪士"缪希雍

　　缪希雍（约1546—1627），字仲淳，号慕台，我国明代著名的中医临床学家、中药学家。缪希雍原籍江苏常熟，旅居长兴多年，曾考中秀才，后因避祸而移住金坛县。在他13岁时，其父亲去世，亲朋走散。他十七岁患疟疾，因延误治疗久久不能痊愈，翻阅《黄帝内经·素问》时，见书中所言："夏伤于暑，秋必痎疟。"经过对照分析，他治愈了自己的病。自此，他对岐黄之道（医学）产生浓厚的兴趣，开始研习医书。二十岁时，应举不中，家道中落，更激励了他奋发读书、精求药道的志向。缪氏广泛涉猎各种医书，尤其精研本草。

笔耕不辍

　　缪希雍行医以"生死人，攘臂自快，不索谢"而闻名。他在行医之余，勤于笔耕。积三十年心血，增益群方，几经修订，终撰成多本著作。其代表作之一的《神农本草经疏》，载药490种，主要从《证类本草》中选择常用药加以论述，《证类本草》未记载或载之不详的药物多集中列于《卷三十·补遗》中，此书编排分类与《证类本草》大致相同，是一部有重要价值的临床药学著作。该书创本草文献体例之新：一是疏注药物，实用易稽；二是主治参互，以尽其长；三是简误防失，利而罔害，纠《神农本草经》之误，防临床之失。翻阅此书，足以应验其严谨治学的人生态度。他的另一部著作《先醒斋医学广笔记》，是继《雷公炮炙论》之后的又一部中药炮制学专著。

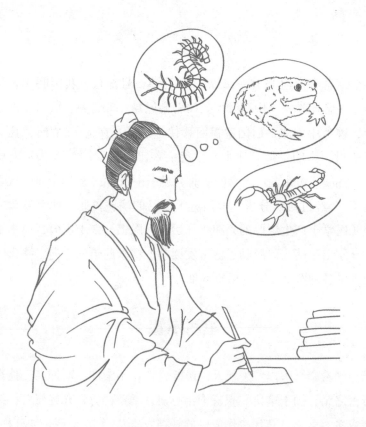

寻师问道

缪氏一生喜好游历，交友甚广，他的足迹遍布浙江、福建、湖南、湖北、江西等地。在南京，他与王肯堂相晤，与汤显祖交游甚密；在无锡，他与东林党魁高攀龙论交，并借东林书院讲学，议论朝政，被喻为"神医安道全"；与友人钱谦益等人订金兰之盟，被尊为兄长。在游历各处之时，他一边搜集方药，一边与友人切磋学问，探讨医理。他不仅喜好搜集民间验方，而且乐善好施。在南京时，他将自己用酸枣仁补血的经验毫无保留地传授给王肯堂，尔后，又将桑白皮治鼻塞、健脾开胃消食止泻的效方资生丸也都告诉他。李延昰在《南吴旧话录》中记载，缪希雍因事游京师，将老母委托康孟修赡养。其母泻痢，康氏夫妇以子媳身份护理之，死后"敛以美材"，足见其与友人之间的休戚与共。

资生丸

缪希雍小的时候身体很弱，后来经过自己的调理，体格逐渐强壮，并活到了80余岁的长寿年纪，其中的秘诀在哪里呢？与他同时代的大名医王肯堂，在他的书里透露了秘密。有一日，两人正在聊天时，他就看到缪希雍从袖子里拿出一个药丸放嘴里吃，不一会，又拿出一个吃了。王肯堂很好奇地问："你吃的什么呀？"缪氏回答说："这是我得来的一个秘方，方名叫资生丸。"资生丸原本是安胎的方子，主要用于脾气不能固摄而引起的胎动不安。缪氏在实践中发现，资生丸还在补脾气的基础上兼以消食导滞，是个攻补兼施的好药。如果平时饭量不佳，吃了资生丸就能恢复脾胃的运化作用，使人增进食欲，气血充盛。缪氏自己服用此药，不仅逐渐改善了身体素质，还活到了长寿的年龄。名医王肯堂受到启发，在此方的基础上加减变化，又组成了很多类似的方子，流传于世。

独开门户

缪希雍提出"伤寒古今时地不同，因之六经治法宜异"的观点。对仲景之学，他表明自己的态度："其意可师也，其法不可改也……其药则有时而可改。"医学讲究因时、因地、因人制宜，外感寒邪易于热化，与江南一带温热的气候条件相关。"伤寒、瘟疫……凡邪气之入必从口鼻"且"阳明多气多血，津液所聚而荫养百脉，故阳明以津液为本"，他明确指出温热邪气从口鼻传入，以阳明经发热证候为多见，强调治热病以固护津液为要。缪氏所提到的伤寒属于广义的伤寒（包括九种温病在内）。综合时代与地域的不同，他"多独开门户"，化裁仲景成法，如对太阳之治，弃麻桂而主用羌活汤，他解释是因为江南之域"从无刚劲之风，多有湿热之患"，而羌活正是祛风散寒除湿之要品，故为君药。同时，病值深秋冬月加紫苏、葱白。如病人自觉烦躁，喜就清凉，不喜就热，兼口渴，即邪欲传入阳明，羌活汤中宜加石膏、知母、麦冬，大剂与之，得汗即解。

井底泥

有这样一则医案，一位妇女怀孕九个月，却突然外感，发高烧，舌苔不仅变成黑色，而且舌上起了芒刺，伴有口渴，中医认为这是伤寒阳明证。因为病人怀孕九个月了，医生都不敢轻率用药。缪希雍见此情景，就到深井里去挖泥，回来后抹在孕妇的肚子上，干了再换，众人诧异。他接着又开了方子，叫竹叶石膏汤。该方专门治热病后期气阴两伤之证，方子里的主要药物就是生石膏，这药特点是透热，能将入到气分的热透发到肌肤表面。缪希雍突破了前人用量，用了十五两五钱的生石膏，这个孕妇的热象很快就消除了，母子平安。原来，起初给病人外敷的泥叫井底泥，中医认为此物禀地中至阴之气，性味甘而大寒。外敷加口服汤药，内外相合，不仅治愈了孕妇的高热还保护了腹中的胎儿。

变而通

太学士顾仲恭，因妻子突然去世，心里难过，患病在床。家人请了一位医生来看，医生把脉后，因为右关脉摸不到，认为是脾胃之气已绝，恐怕病人不能久存于人世，于是告诉顾仲恭的亲人，要他们赶紧准备后事。仲恭听了很纳闷，觉得自己没有那么严重。这时，有人提议请缪希雍来看看。缪氏诊脉，发现顾仲恭左手的三部平和，右手尺寸和缓，只是右手的关部很难摸到，他看了看病人的脸色和形体，发现他虽然瘦弱但面目祥和。便问病人有没有大怒过，病人说："我平素很少发怒，只是妻子突然去世，近来变得特别容易生气，甚至无法自控。"缪氏明白了，这是生气后的病症。在五行中，肝为木，脾为土，肝气太过，会损伤脾胃，即所谓木克土。缪氏告诫后人："诊脉贵在变通。"当诊到右关脉杳然不见，就认为是脾胃脏气已绝，想必是医者死板教条的结论。中医治病贵在知常达变，四诊合参，特别要注意病人情绪因素对身体的影响，方能作出正确的诊断。

气病三法

缪希雍根据气病的特点，总结出气病三法。补气：气虚宜补之，药如人参、黄芪、羊肉、小麦、糯米之属。破气：气实宜破之，药如青皮、枳实、枳壳、槟榔、厚朴、牵牛子等。降气：气机失和宜调之，调气药如木香、沉香、白豆蔻、香砂、香附、乌药之属，降气药如紫苏子、橘红、麦冬、枇杷叶、芦根汁、降香、郁金、槟榔、沉香、乌药、白芍、五味子等。他重点阐述了降剂所治疾病的病机，主要是阴虚火升，即上盛下虚，因患者周身之气上并于阳，导致咳嗽生痰、吐血衄血、烦躁、头疼、失眠、胸前骨痛、口干舌苦等，甚则五心烦热、潮热骨蒸、遗精、骨乏无力，或丹田不暖、饮食不化、泄泻、中风卒仆等，故提出用降气法以治其标、滋水填精以救其本的方法。

血证三法

缪希雍把血证分为三类：血虚、血热和血瘀，并提出具体治法和用药原则。血虚宜补：宜用甘寒、甘平、酸寒、酸温之品以益荣血，如熟地黄、白芍、牛膝、炙甘草、鹿角胶、枸杞子、人乳、肉苁蓉、生地黄、酸枣仁、龙眼、甘菊等。血热宜清之凉之：宜用酸寒、苦寒、咸寒、辛凉之品，以除实热，如童便、生地黄、犀角、茜草、栀子、青黛、大蓟、小蓟、荆芥、牡丹皮、赤芍、地榆、黄连、大黄、天冬、玄参等。血瘀宜通之：宜选辛温、辛热、辛平、辛寒、甘温之品，入血通行，佐咸寒以软坚，如当归、红花、桃仁、苏木、肉桂、五灵脂、蒲黄、姜黄、郁金、三棱、花蕊石、韭汁，佐牡蛎、芒硝、延胡索、干漆、童便、没药、丹参、乳香等。

吐血三要法

缪希雍针对当时治疗血证的弊端，如用寒凉伤脾作泄，以致不救；或专用人参，肺热还伤肺，咳逆愈甚的情况，创造性地提出了著名的"吐血三要法"。一是宜行血不宜止血。云："宜行血，不宜止血。血不行经络者，气逆上壅也。行血则血循经络，不止自止。止之则血凝，血凝则发热、恶食，病日痼矣。"通过此法可消除体内离经外溢之血，防止恶血内留，瘀积而衍他症；可消散经隧中的瘀血，避免瘀血阻滞损伤经脉导致新的出血，祛瘀生新，有利于新血的化生和正常运行。有的行血药兼可以止血，标本同治，达到快速止血的目的。常用的行血药物有生地黄、当归、郁金、白茅根、牡丹皮、小蓟、棕炭、藕节、蒲黄、童便等。二是宜补肝不宜伐肝。《内经》说："五脏者，藏精气而不泻者也。"肝为将军之官，主藏血。吐血是肝失其职。养肝则肝气平而血有所归，伐则肝虚不能藏血，血愈不止。常用药物有芍药、甘草、酸枣仁、枸杞子、牛膝、地黄、酸枣仁、甘草等酸甘化阴，以柔克刚。三是宜降气不宜降火。中医认为气有余即可化火，气降即火降，火降则气不上升，血随气行，无溢出上窍之患。如果为了降火而使用寒凉之剂，反伤胃气，胃气伤则脾不能统血，血不归经，就会引起出血。采用治气以降火法，使气调火平，血得循经而止血，同时还可免致脾胃损伤。

清养脾阴

金元·李东垣《脾胃论》治脾偏于升阳刚燥。缪氏虽崇其说，但又有所发展。他指出要慎用苦寒克伐之品，如黄连、栀子、黄柏、知母之类，以免伤脾作泄。而温燥劫津之品，如白术、陈皮虽曰健胃除湿，救标则可，多服反能泻脾，以其燥能损津液。故亦宜适可而止，而不能漫用。他指出，脾虚虽有十二证，但可归结为脾阳不振和脾阴不足之别。脾阳不振宜温养之，脾阴不足则清养之。对于久病之体，脾阳虽伤，脾阴不足，治之兼顾脾阴。缪氏又告诫："徒知香燥、温补为治脾之法而不知甘寒滋润益阴。"鉴于此，他常用人参、白扁豆、山药、莲子、橘红、茯苓、炙甘草、大枣或酸枣仁、石斛、沙参、麦冬、白芍、砂仁、麦芽等调理脾胃。

内虚暗风

关于中风病，缪仲淳认为："中风有真假内外之别，差之毫厘，谬以千里。"并指出其不同之处，真中为感受外来风邪，在西北高寒、风气刚猛之地，真气空虚之人，易为所中，且可分中脏、中腑、中经络。中脏之人多死，中腑之人多成废人，中经络之人，则可调理而瘳。真中治则为先解散风邪，次则补养气血，方用小续命汤。药用桂枝、麻黄、生熟附子、羌活、独活、防风、白芷、天南星之属。类中则因"多热多痰，真阴既亏，内热弥甚，煎熬津液，凝结为痰，壅阻气道，不得通利，热极生风，以致猝然僵仆"。患病之人多在"无刚猛之风而多湿热之气"的长江以南，如江苏、浙江、福建、四川、湖北、湖南等地，表现为或不省人事，或口眼㖞斜，或语言謇涩，或半身不遂。发病的先期，多可表现为内热证候，如口干舌苦，大便闭结，小便短涩。他指出，大江南北多湿热之气，人体较为柔脆，多热多痰，病多类中。类中风非外来之风，故曰内风。内风以阴虚为本，即所谓内虚暗风。

相关链接

阳明：中医对病证进行分析归纳，以太阳、阳明、少阳、太阴、少阴、厥阴六经来划分疾病的深浅及邪正盛衰，从而为施治提供依据的辨证方法。主要用于外感病的辨证分析，据感邪时间长短、病邪轻重、正气强弱等情况，将外感病大致划分为太阳、阳明、少阳、太阴、少阴、厥阴六个阶段，揭示了外感病邪侵袭人体所引起的病机变化及传变规律。

『豪士』缪希雍

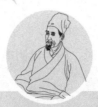

"外科正宗" 陈实功

陈实功（1555—1636），字毓仁，号若虚，享年八十一岁。江苏东海（今江苏省南通市）人。他自幼精研外科医术，"心习方，目习症，或常或异，辄应手而愈"。他继承和发展了著名医学家李沦溟的学术思想，主张"开户逐贼，使毒外出为第一"的观点，将外部手术与内服药物相结合，开展息肉摘除、气管的缝合术等。他从事外科四十余载，积累了丰富的治病经验，治愈了不少疑难杂症，被誉为外科"正宗派"的宗师。

外症根于内

陈实功幼年多病，少年时期即开始习医。他兴趣广泛，所阅书籍涵盖古代文化、哲学、理学等，对于古今前贤的著作以及历代名医的理论、病案等一类书籍，他更是勤学苦读，爱不释手。研习古代典籍时，他从不死记硬背，生搬硬套，而是融会贯通，灵活运用。由于他身处于封建社会，人们更加注重内科而轻视外科。他分析了其中的原因，认为是由于外科学同内科学相比缺少详尽的基础理论。他的恩师，著名的文学家、医学家李沦溟先生就曾提出："医之别内外也，治外较难于治内。何者？内之症或不及外，外之症则必根于其内也。"这段话对陈实功影响颇深，并成为他数十年医疗生涯的座右铭。在老师思想的启发下，他努力改变中医外科只重技巧而不深研医理的状况，他将自己在行医实践中取得的一些经验与古人治病方法相互结合，总结出一套适合于大众，切实可行的理论与方法。

外科正宗

为了使外科医学能够得到更多的患者重视，让更多的行医者掌握其治疗方法和技巧，陈实功不顾晚年身体虚弱，根据自己多年行医的丰富经验，结合明朝以前外科医学方面的部分成就，于万历四十五年（1617 年）撰写了一部重要的外科学专著——《外科正宗》。全书共 4 卷 157 篇，涉及外科、骨伤科、皮肤科、五官科疾病，对痈疽、疔疮、流注、瘰疬、瘿瘤、肠痈、痔疮、白癜风、烫伤、疥疮多种病症进行了论述。该书综述了自唐朝以来历代外科中有效治疗经验，也是陈实功学术思想与临床经验的集中体现，论述精辟，附有若干医案，令人信服。书中记载的对下颌骨脱位的治疗整复手术，完全符合现代医学的要求，直到现在仍一直沿用。《四库全书·总目提要》评价其说："列证最详，论治最精。"该书体现了明代以前我国外科学的重要成就。《外科正宗》印行后，广为流传，成为中医外科的经典著作。

外科不损脾胃

陈实功总结人体发生外科疮疡的机理为内伤脾胃，表实里虚；外感邪气，气血凝滞；脏腑不和，经络凝滞。他主张内外并治，以消、托、补内治三法为主，兼用针刀与外敷药物；在疾病的初、中期常采用灸、外洗、切开排脓、手术扩创、清除腐肉、外用药物涂抹等方法，尤其推崇灸法，善用铍针排脓泄毒。在治疗的过程中，尤其注重对脾胃的顾护与调理。因为人体的气血化生于脾胃，气血充足是痈疽病症愈合与康复的先决条件，故他还提出疮疡康复过程中要注意环境卫生，对疮疡患者所住房间要洒扫洁净，冬必温帏，夏宜凉帐，以防苍蝇、蜈蚣之属侵之。疮疡愈后不宜劳役、入房太早，因为这些行为都会伤及人体脾胃和精血。

内痔便血

《外科正宗·痔疮论》记载："一男子怯弱，内痔便血，面色萎黄。自服凉药、止血药不应，诊之脾脉虚而无力，此中气不足，不能统血，以补中益气汤十余服，精神顿倍，便血亦少；又以加味四君子汤兼前汤间服月余，不发。大抵此症所致之由不同，当究其因治之，如元气有余，形黑气盛，先粪而后紫血者，再兼脉实有力，此属有余，法当凉血止血，药应自效。至若形体瘦弱，面色萎黄，先鲜血而后粪者，更兼脉虚无力，此属不足，岂可反用凉药止之，致伤脾胃。此症若不温中健脾，升举中气，其血不得归原，故药难效，远其根本也。"分析本案：脾胃盛则多食而易饥，其人多肥，气血亦壮；脾胃弱则少食而难化，其人多瘦，气血亦衰。故外科尤以调理脾胃为要。患者素体虚弱，中气不足，脾气下陷，气不摄血，导致内痔便血。脾虚气血生化乏源，气血两虚，中气不升，故"形体瘦弱，面色萎黄，先鲜血而后粪者，更兼脉虚无力"。这个患者是由于脾虚气陷而导致的内痔便血，所以用凉血止血无效，应从补脾益气、升阳举陷入手治疗。陈实功用了金元名医李东垣补中益气汤，清阳得升，脾气得补，脾的统摄血液的功能得以恢复，故"精神顿倍，便血亦少"。后他又以自创加味四君子汤与补中益气汤间隔服用，进一步加强脾胃功能。这个案例反映了陈实功治病求本，外科、内科概莫能外的准则。

肠　痈

　　陈实功对肠痈（即今之阑尾炎）的三大病因进行了论述。男子暴急奔走，可引起胃肠传化糟粕的功能失职，浊气与败血壅塞肠道不出而成；妇人多由产后体虚多卧，以致肠内容物长期停滞而引发；饥饱劳伤、担负搬运重物、醉饱生冷并进、肠胃道功能减低运化不通，均可引起肠内容物凝滞。他不但正确描述了诱发肠痈的病因，还绘制了肠痈图，确定出肠痈的体表部位。

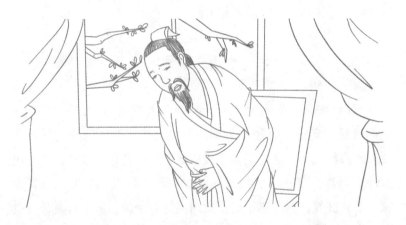

乳 痈

陈实功认为乳痈形成的原因主要是哺乳妇女调摄不慎，致使乳汁瘀滞，乳络不畅日久败乳蓄积，酿而成脓，或忧郁伤肝，肝气郁滞而乳房结肿，或厚味饮食，暴怒肝火妄动，乳房结肿，或忧郁伤肝，思虑伤脾，积想在心，所愿不得，经络痞涩，聚结成核而成乳岩。主要表现为乳房肿胀疼痛，或红赤肿痛，或不热不红，或坚硬如石，身微寒热，或一囊结肿，溃烂流脓，四周作痒，并伴有身体疲倦，口干不寐，胸痞食少等全身症状。但若乳中结核，初如豆大，渐若棋子，短者半年，多者三载，不疼不痒，渐渐而大，始生疼痛，肿如堆栗，或如覆碗，紫色气秽，渐渐溃烂，深者如岩穴，凸者若泛莲，疼痛连心，出血臭，则为乳岩（乳腺肿瘤）表现。陈实功列出具体方药治疗乳痈、乳疽、结肿疼痛，并提出未成脓用牛蒡子汤。

忧郁成核

《外科正宗·瘰疬论》记载："一妇人孀居六载，子幼未立，忧郁成核半年；又兼经水不调，寒热交作，形体消瘦，脉亦弦数。此劳伤气血，肝火妄动而成斯疾也。所谓损者益之，不可用追蚀之药损而复损。先用逍遥散加香附、牡丹皮、贝母和其血脉，平其肝气，使寒热尽退；次用益气养荣汤，服至月余，气血渐复，经事渐调，元气渐醒。外用火针，核上点破四孔，用黄线药插入五六次，候至孔大，换用冰螄散搽于核上封之。至十三日外，其核自落，外搭玉红膏生肌收敛，内换人参养荣汤加香附、木香三十余服，其口自完。此妇慎起居、回七情、戒口味、尽调理，故可得愈，否则必不能矣。"分析本案，此病患者因情志不和，气血瘀滞证而得痰核病症。中医认为"女子肝气有余"，气郁日久必转化为肝火妄动，故先投以逍遥散加香附、牡丹皮、贝母，以疏肝解郁，健脾和营，化痰散结，使寒热尽退。用香附以增强疏肝理气、调经止痛之功，加牡丹皮以清热凉血、活血散瘀，加贝母清热散结。又因妇人"血常不足"，又用益气养荣汤，以复其气血，固其元气。经过以上治疗，患者气血渐复，再施用外治法，在乳房上用针刺孔，并以黄线药引流，外封以冰蛳散，点落疬核。经过十三日的等待，这个痰核自己就脱落了，外搽玉红膏生肌收敛，同时再继续以人参养荣汤加香附、木香内服，内服外敷，再加针刺，诸法齐施，病终得愈。

失　荣

陈实功对癌肿一病也有深刻的认识，他对癌肿进行了分类，有乳岩（乳腺癌）、翻花疮（皮肤癌）、茧唇（唇癌）、颈疮（淋巴癌）、鼻咽以及内脏等癌肿。他把癌肿命名为失荣证，在论述病因时，他指出忧郁、所愿不得以及不良刺激等因素是重要原因。他的这些见解，使中医对癌肿的认识明显提高了一步，一些论述至今还有科学价值。他认为肿瘤只有及早发现，才能摸清病源，及早治疗，或许尚有一线希望治愈。另外，他对于现代医学中所遇到的淋巴转移、鼻咽癌等，亦有论述。这些研究和探索十分珍贵，对现代临床治疗都有一定的启示。

陈实功不但医术高明，而且医德高尚，作风正派，对同道之士谨慎谦和，对上进青年能提携爱戴，对病人，无论穷富贵贱都能一视同仁。他不仅为穷人看病不收分文，而且还捐资赠物，修建山路，造福一方。在南通市段家坝南边的大街上，原先有一座木结构的桥，称为涧桥，后经陈实功出资改造为石桥，桥面为石条，其顶端上尚且保留着深雕纹饰。在南通剑山西北半坡上，树立着一座黑色大理石纪念碑，就是为了纪念这位杰出外科医学家、南通人陈实功先生逝世350周年忌辰所立，雕饰典雅，让游客身临其中，感觉庄严、肃穆。

相关链接

1. 乳痈：病名。①又名吹乳、妒乳、吹奶。多由肝气郁结，胃热壅滞所致。初起可见乳房出现结块、胀痛、乳汁不畅，全身可有恶寒发热；继则肿块增大，焮红剧痛，寒热不退，蕴酿成脓，即急性乳腺炎。②指妊娠期乳痈，又称内吹，临床较为少见。③产后乳痈，又称外吹。

2. 火针：针具名。长3～4寸，体粗圆，尖锐利，柄用角质或竹木包裹。用时先将针尖烧红，故名。

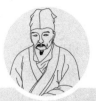

"医学巨匠"张介宾

近贤任应秋先生曾说:"有明一代,是中医学的鼎盛时期,著名的医学家,见之于史志的当以千计……皆卓然成家,一时之选,而以张介宾最为杰出。"

张介宾(1563—1640),字会卿,号景岳,因寓所为"通一斋",故别号为通一子。山阴会稽县(今浙江省绍兴市)人,祖籍四川省绵竹县,其先祖在世时以军功授以绍兴卫指挥,遂定居绍兴。张介宾既有丰富的多学科理论知识,又有丰富的临床经验,他一生悉心钻研医学理论,尤其对《素问》《灵枢》有深入精研,经三十载而著成《类经》,又为增补不足,再撰《类经图翼》。至晚年,他又将其毕生医疗经验撰成《景岳全书》,颇受后世医家喜爱。在疾病的治疗上他主张补真阴元阳,创立左归、右归之法,常常重用熟地黄大补精血,阴中求阳,是温补学派的主要代表医家,对后世影响重大。作为一代医学巨匠,张氏知识渊博、阅历丰富、著述颇丰、文采斐然,他对易理、象数、星纬、律吕等学科的研究成果在《类经图翼》与《类经附翼》中表现得尤为突出。

字字珠玑

张氏潜心研究医学经典,称赞《黄帝内经》一书"言言金石，字字珠玑"，同时，他更善于发现问题，指出："医学论著，流传后世，倘有差讹，定会祸及子孙，贻害无穷。"他在对《黄帝内经》深入研究的基础上，将其内容分门别类，详加阐释，亦多有所发明，"历岁者三旬，易稿者数四，方就其业"，"盖以义有深邃，而言不能赅者，不拾以图，其精莫聚；图象虽显，而意有未达者，不翼以说，其奥难窥"。他在《类经》的基础上，又补充著述了《类经图翼》及《类经附翼》，两书图文并茂，条理清晰，文辞优美，使学者易于接受。张氏晚年的著作《景岳全书》，凡一百余万字，涉内、外、妇、儿各科及本草、方剂等，全书逻辑严谨、语言流畅，集中体现了张景岳的学术思想和治疗经验，该书还一度成为后世学习中医的教材蓝本。

医非小道

张氏在《类经图翼》序言中明示："生而不有，他何计焉？"意思是说生命不保，其他还有何意义？他又强调："欲补天功，医其为最。"他认为要从根本上保护健康是医生的职责。《类经》中说："人之大事，莫若死生。"本着生命至上的医学理念，他将《摄生》一节列为全书之首，以示重视。他在《医非小道记》一文中又写到："医药者，性命之赞育也。然而其义深，其旨博，故不有出人之智，不足以造达微妙，不有执中之明，不足以辨正毫厘。"意思是说：医学关乎人的性命，从事医学的人，既要有超出常人的智慧，还要有执中的思想。在《类经图翼》自序中，他对医家提出了四点具体明确的标准："不有精敏之思，不足以察隐；不有果敢之勇，不足以回天；不有圆融之智，不足以通变；不有坚持之守，不足以万全。凡此四者，缺一不可。"张氏站在精神和思想的高度，提出从医者要有精确敏锐的判断力、遇事果断的执行力、圆融变通的思维方法和坚持不懈的意志力，这是通往术业精湛的必由之路。

欲保生命，当爱惜阳气

张氏在《类经图翼·大宝论》中说："天之大宝，只此一丸红日，人之大宝，只此一息真阳。""万物之生由乎阳，万物之死亦由乎阳。非阳能死物也，阳来则生，阳去则死矣。"这是对《内经》"阴阳之要，阳密乃固"及"阳气者，若天与日，失其所则折寿而不彰，固天运当以日光明"思想理论的进一步发挥。并且他明确提出："阴以阳为主。阴阳二者，阳为主导。"他在这里所说的阳主要是指人体的真阳（也叫做元阳），他认为"阴以阳为主"，阴气的生成和衰败都以阳气功能作用为主导。他站在天人合一的高度，借助自然现象来说明人体阳气的重要性。"凡通体之温者，阳气也"，是说人体之所以能保持一定的温度，都是由于阳气的作用，阳气是人生命活动的能源动力，包括聪明智慧、神明不测、灵机记性等。生命之所以有活力，五官、五脏之所以有正常的功能活动，都是阳气的作用。再比如一年四季的更替，春夏之暖为阳，秋冬之冷为阴，春夏阳热而万物繁茂，秋冬阴冷而一派萧杀，说明"热无伤而寒可畏"。阳热有利于生命活动的存在，而阴寒则对生命活动非常不利。同理，长养万物，亦依赖水中之阳，无阳之水，不仅不能长养万物，相反还会冻杀万物，所以水有滋养万物作用，实际离不开阳气的作用。以此证明自然界阳气的重要性。因而他呼吁"欲保生重命者，尤当爱惜阳气"，并站在阴阳互根的理论基础上，创立右归丸、右归饮治疗阳虚之证。

『医学巨匠』张介宾

阴常不足

张氏重视阳气，但并不忽视真阴，认为真阴在人体生命活动中也十分重要。张氏指出可以根据形质的好坏，判断真阴的盛衰。张氏在命门学说的启示下，提出肾中命门为藏精之所，是人身之太极。命门藏有真阴，既是阴精化生之所，又是阳气化生之宅，而内具水火，是人体性命之本。"先后天立命之门户"，"为受生之初，为性命之本"。命门精气对人体发育有直接影响，并对五脏六腑起着滋养作用。命门内含先天的真阴（元阴）和真阳（元阳、元气），对五脏六腑的功能都起着推动和激发作用。人体先天真阴充盛，则形体强壮，又由于真阴是元气之根，真阴充盛，则元气充足，脏腑才能各自发挥其正常生理功能。张氏创立左归丸、左归饮以补真阴之虚，并以熟地黄作为大补精血的代表，也因此得一外号"张熟地"。

阴阳互济

张氏非常重视阴阳学说的阐发。他认为阴之与阳，本是同一事物对立的两个方面，即《类经·阴阳类》所说"阴阳者，一分为二"。但二者又是统一于一个事物之中，无阴则无阳，无阳亦无阴。阳根于阴，阴根于阳。一方的存在以另一方的存在为条件。就人体而言，精气二者虽分阴阳，但精可化气，气可生精，二者又是相互为根的。他将阴阳学说运用于人体，形成精气一体的观点，因此治疗时，不仅要注意到精、气本身的调治，还要注意阴阳精气互根的一面，即对于阴阳精气亏虚的病症，张氏提出："善补阳者，必于阴中求阳，则阳得阴助而生化无穷。善补阴者，必于阳中求阴，则阴得阳升而泉源不竭。""善治精者，能使精中生气。善治气者，能使气中生精。"阐释了对先天不足的虚损病症，应注重阴阳互济，从阴中求阳、阳中求阴的治疗原则。他在具体用药上指出"阳气虚，非人参不可；阴血虚，非熟地不可"，他将人参视为补元气的代表，熟地黄为补阴血的代表，以此实现阴阳互济的目的。

消渴不寐案

《景岳全书·杂证谟·三消干渴》载，省中周公积劳成疾，神困食减，时多恐惧，通宵不寐半年有余。上焦无渴，不嗜汤水，少饮则沃而不行，每夜必去溺二三升，莫知其所从来，且半皆如膏浊液，尪羸至极，自分必死。察其脉犹带缓，肉亦未脱，为胃气尚存，用归脾汤去木香及大补元煎之属，一以养阳，一以养阴，至三百余剂，计服人参二十斤，乃得全愈。本病的发生，是由于患者长期案牍积劳，思虑太过，致心脾气血两虚，久而累及于肾，致神消于上、精消于下之证。张介宾认为消渴多虚，其根在肾，不但真阴不足可致消渴，真阳不足亦可引起消渴。本案患者上焦不渴，不嗜汤水，即有少饮则沃而不行，乃命门真火衰微，不能蒸水化气之故。本不渴，而夜间反能排尿二三升，且半如膏浊者，属"精消于下"，乃阳虚不能固摄阴精所致。针对神消于上、精消于下之证，张氏在治疗上一以养阳，一以养阴。用归脾汤去木香，健脾益气、养心安神；用大补元煎之属固肾补阴、壮水养气。心得养则神能藏，脾得养则虑能定，神藏虑定自然安然入睡。他将两方加减合用，患者服药300余剂而获痊愈。

这个医案也是张介宾运用"阳非有余，真阴不足"的理论，灵活用药的一个成功范例。

中风非风

张氏认为中风一证，主要是由于内伤积损所致，不能概以外感风邪论。他说："此证多见卒倒，卒倒多由昏愦。本皆内伤积损颓败而然，原非外感风寒所致。而古今相传，咸以中风名之，其误甚矣。故余欲易去中风二字，而拟名类风，又欲拟名属风。然类风、属风，仍与风字相近，恐后人不解，仍尔模糊，故单用河间、东垣之意，竟以非风名之。庶乎使人易晓，而知其本非风证矣。"张氏论非风之证，强调正气虚衰、肝风内动是其病本。因此治疗强调培补气血，以治其本，注意阴阳水火的盛衰。对于卒然昏倒不醒者，又当救其急，或化痰开窍，或益气固脱，根据虚实加以分辨。对于肢体麻木、眩晕振摇者，他认为此乃非风之先兆，又当防微杜渐，培补气血，防止非风之病加重。从今天来看，张介宾治疗中风一病，尚不十分完善，然其强调中风非风，从内因分析，从内伤论治，对后世中风的治疗确实是提出了新的思路。

不废寒凉

《景岳全书·杂证谟》记载一病案："金宅少妇，宦门女也。素任性，每多胸胁痛及呕吐等证，随调随愈。后于秋尽时，前证复作，而呕吐更甚。病及两日，甚至厥脱不醒，如垂绝者。再后延予至，见数医环视，金云汤饮诸药皆不能受，入口即吐，无策可施。一医云：惟用独参汤，庶几可望其生耳。余因诊之，见其脉乱数甚，而且烦热躁扰，莫堪名状……乃问其欲冷水否，彼即点头。遂与以半盏，惟此不吐，且犹有不足之状。乃复与一钟，稍觉安静。余因以太清饮投之。而犹有谓此非伤寒，又值秋尽，能堪此乎？余不与辨，及药下咽，即酣睡半日，不复呕矣。然后以滋阴轻清等剂调理而愈。大都呕吐多属胃寒，而复有火证若此者，《经》曰诸逆冲上，皆属于火，即此是也。自后，凡见呕吐，其有声势涌猛，脉见洪数，证多烦热者，皆以此法愈之，是又不可不知也。"患者剧烈呕吐，乃至厥脱不省，显示虚寒之象，正气虚衰。景岳仔细诊察，断为"阳明之火"，先以凉水试服，继投以太清饮清阳明之热，后用轻清之剂，清余热而养胃阴，终获佳效。通过这一病案，我们可以认识到张氏虽崇尚温补，但依然具有据证施治，不废寒凉的大医风范。

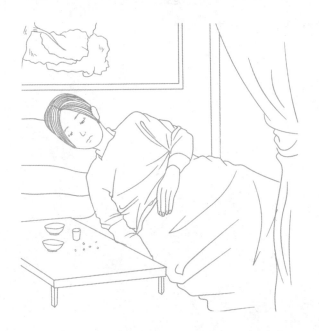

张介宾虽强调温补真阴真阳，创立左右归丸、左右归饮诸方剂，但在实际临证中也十分重视对疾病的寒热虚实辨证，并具有丰富的临床经验，是中医学术发展中具有深远影响的医学巨匠，限于篇幅，不能窥其全貌。

相关链接

1. 执中：有两种说法，一是谓持中庸之道，无过与不及；二是指平，不偏不倚。

2. 消渴：是以多饮、多食、多尿、乏力、消瘦，或尿有甜味为主要临床表现的一种疾病。

3. 不寐：中医病名。是以经常不能获得正常睡眠为特征的一类病症。多为情志所伤、饮食不节、劳逸失调、久病体虚等因素引起脏腑机能紊乱，气血失和，阴阳失调，阳不入阴而发病。

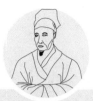

"疫病"专家吴有性

赵尔巽《清史稿》评论说："当崇祯辛巳岁，南北直隶、山东、浙江大疫，医以伤寒法治之不效，有性推究病源，就所历验，著《温疫论》……古无瘟疫专书，自有性书出，始有发明。"

吴有性（1582—1652），字又可，号淡斋，姑苏洞庭（今江苏省吴县）人。崇祯十五年（1642年），闯军侵袭，瘟疫横行，举国陷入混乱恐慌之中，百姓民不聊生。又可先生生活在明末战乱时期，当时南北直隶、山东、浙江等地大疫，五六月间益盛，"一巷百余家，无一家幸免，一门数十口，无一仅存者"。面对如此众多的疫病患者，大多数医家仍然沿用治疗一般外感病的方法，或用治疗伤寒的方法，或妄用峻攻祛邪之剂，但都难以奏效，导致病情迁延，枉死者不可胜数。又可先生亲眼目睹了瘟疫横行的悲惨景象，并多次深入疫区，在亲自为病人治病的同时，潜心研究。他从探索温疫病的致病因素入手，进而研究瘟疫侵入人体的途径、传变方式、临床表现，并与外感伤寒进行鉴别，最后总结出具有针对性的治疗方法，并创立有效治疗方剂，大获奇效，不仅解决了当时的燃眉之急，还对后世温病学家叶桂、薛雪、吴瑭、王士雄等都产生了重要影响。

《温疫论》

又可先生依据多次疫病流行的亲身经历，汲取前世医家成功与失败的经验，总结自己治疗瘟疫的经验和体会，大胆提出"疠气"致病的病因学说，形成一套完整的瘟疫治疗理论。他所撰写的《温疫论》一书，开我国传染病学研究之先河。书中强调温疫的发病原因，非风非寒，非暑非湿，非六淫之邪外侵，而是由于一种异气感人所致。瘟疫与外感风寒所致的伤寒病截然不同，他从病因、病机、诊断、治疗和预后加以区别，将瘟疫从伤寒病中彻底分离出来。对书中所列不同瘟疫病种，一一辨论，并创制新方。其中著名的方剂有达原饮、三消饮等，示人以疏利分消之法。这本书为中医温病学说的形成与发展作出了贡献，使其成为温病学派的先驱之一，在世界传染病学史上也是一个伟大的创举，他也被誉为十六世纪著名的瘟疫学家。

疫气、戾气

又可先生认为"杂气"是温疫发病的原因，并且是"无象可见，况无声复无臭"的一种"物"，而不是六淫，还断然否定了六淫致疫的可能性。"夫温疫之为病，非风非寒，非暑非湿，乃天地间别有一种异气所感"。由于这种不同于六淫的异气，"其气各异，故谓之杂气"。吴氏将杂气中毒性大、传染性强、所致疾病颇重的称作疫气、戾气。"戾气者，非寒非暑，非暖非凉，亦非四时交错之气"。根据其发病突然，具有流行性的特点，吴又可指出这是由于天地间存在着一种异气（又称作疠气、疫疠之气）所致。他认为，虽然《伤寒论》中提出时行之气有传染之说，但据实际情况，有时行之气未必有疫，故而时行之说不可使人信服。人是否得疫病，是由于疠气所致。疠气是杂气中之一，每年都存在。疫气存在的盛衰多少，与地区、四时与岁运有关。感受疫疠之气之后，可使老少俱病。这就从病因学方面将温疫与一般外感病区别开来，并与伤寒病加以区分。吴氏突破了六气致病的传统观点，提出了新的传染病病原观点，这些内容已被现代微生物学、流行病学所证实。

杂　气

《温疫论》中描述疫病的流行："此气之来，无老少强弱，触之者即病。""或发于城市，或发于村落，他处安然无有。""大约病偏于一方，延门阖户，众人相同。""若其年疫气充斥，不论强弱，正气稍衰者，触之即病。"然而接触杂气也不一定都被传染，这与正气盛衰及杂气多少有关。他说："其感之深者，中而即发；感之浅者，邪不胜正，未能顿发。"他又指出"杂气"致病也有散发。"杂气"致病有偏中性：①病种特异性，即某种杂气只能引起某种疾病，不同的杂气引起的疫病也不同；②病位特异性，指某气专入某脏腑经络，专发为某病；③物种特异性，即杂气不同，所致物种病变各异。另外，吴氏还认为，杂气也可导致疔疮、发背、痈疽、流火、丹毒、痘疹、斑疹等多种外科感染性疾患。

口鼻而入，伏于募原

《温疫论·原病》："邪自口鼻而入，则其所客，内不在脏腑，外不在经络，舍于伏膂之内，去表不远，附近于胃，乃表里之分界，是为半表半里，即《内经·疟论》所谓横连募原者也。""温疫之邪，伏于募原，如鸟栖巢，如兽藏穴，营卫所不关，药石所不及。至其发也，邪毒渐张，内侵于腑，外淫于经，营卫所伤，诸证渐显……或出表，或入里。"在这里，又可先生总结了瘟疫的侵犯途径、传染方式和流行特点，指出温疫是从口鼻侵入人体的，其侵犯部位既不在表，也不在里，而是停留在半表半里之间，中医称此处为"募原"（膜原）。募原体现了温疫之邪在人体之内，外可连于表，内可入于里的特点。吴又可指出温疫之所以用治外感病的方法而不得痊愈的原因，就在于此病的发病部位不同于一般外感病在表或在里，而是在于半表半里的膜原，这个部位是一般药物所不能到达的。由于膜原在半表半里之间，病邪盘踞于此，在发作之时既可出表，也可入里，此时才可根据邪气溃散的趋势，因势利导予以治疗。

表里传变

温疫并不遵循先表后里的传变规律，而是多从半表半里的募原开始，分别向表里传变。根据感邪轻重、伏匿深浅，以及病人体质的强弱、气血虚实，吴氏将温疫传变的方式分为四大类，共九种方式，称为"九传"。他说："夫疫之传有九，然亦不出乎表里之间而已矣。所谓九传者，病患各得其一，非谓一病而有九传也。"九传，即但表不里，表而再表，但里不表，里而再里，表里分传，表里分传再分传，表胜于里、里胜于表，先表后里，先里后表，但总不离表里两端。将主证表现归纳为邪传于表者，主要症状表现为发热（或兼有凛凛恶寒，或有先恶寒后发热而以后寒少热多，或发热，或昼夜发热，或潮热）、头痛、身痛、烦渴，或有发斑，舌苔白，脉洪而数。或兼有头项痛、腰痛；或兼有胁痛、耳聋、寒热、呕而苦；或兼有目痛、眉棱骨痛、眼眶痛、鼻干不眠等。邪传于里者，症状表现为心腹胀满、胸膈痞闷、欲吐不吐、胸胁腹痛，或大便不通等，此刻的舌质可见紫赤、燥裂、芒刺，舌苔可见黄苔或黑苔。

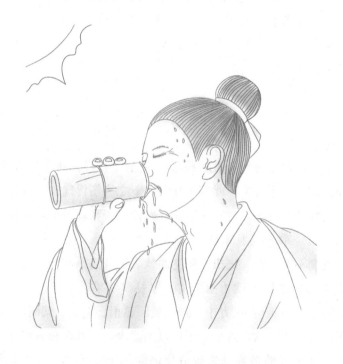

温疫与伤寒鉴别

　　温疫的鉴别十分重要，又可先生首先从病因鉴别，温疫感受杂气，可因六淫及饥饱劳累、精神因素而诱发；伤寒外感六淫，或单衣风露，或冒雨入水，或临风脱衣，或当檐洗浴等。其次从感邪途径，温疫邪自口鼻而入，伤寒邪自毛窍而入。温疫感久而后发，淹缠几日后忽然加重；伤寒感而即发，感发甚暴。病位上，温疫邪多伏于募原；伤寒邪在六经。传变规律为，温疫传变从募原分传表里，经不自传；伤寒传变由表及里，以经传经。温疫初起，忽觉凛凛，后但热而不恶寒；伤寒初起，发热恶寒并见。再从传染性来看，温疫具有传染性，伤寒一般不传染。治疗方法上，温疫初起以疏利为主，下不嫌早；伤寒初起以发表为先，先表后里，下不厌迟。直到预后判断，温疫发斑为外解；伤寒发斑为病笃等。

疏利募原

温疫初起之时邪气盘踞募原，"此邪不在经，汗之徒伤表气，热亦不减，又不可下，此邪不在里，下之徒伤胃气，其渴愈甚"。中医治疗外感发热证的常用方法，发汗解表和攻下里热，都难以奏效。应"乘人气血未乱，肌肉未消，津液未耗，病人不至危殆，投剂不至掣肘"之机，用达原饮表里分消，使邪气溃散，又可先生自创的达原饮（由槟榔、厚朴、草果、知母、芍药、黄芩、甘草组成）。若该方中再加大黄、葛根、羌活、柴胡、生姜、大枣，则名三消饮，这个方子可以消除内在、外在和表里并存的疫邪，使邪气溃散或从表里分化消除，故吴氏称之为"治疫之全剂"。

下不厌早

对于瘟疫的治疗，把握时机最为重要。如果疫邪传胃，导致人体中焦气机结滞，在表的卫气不能畅达，就会出现胸膈满痛，腹胀腹痛，按之愈痛，头胀痛，大渴烦躁，目赤，咽干，便秘，或发狂；或唇燥裂，唇焦色，鼻孔如烟煤，气喷如火；舌苔黄，或舌有芒刺等复杂证候与舌象表现。面对此等病情要及时地使用张仲景《伤寒论》的大承气汤攻下里热，不可拘泥于"下不嫌迟"的古训。吴氏特别重视大黄在攻下法中的作用，常常大剂量应用，还强调应用下法治疗温疫，勿拘于结粪（大便结滞不通）。同时注意温热病易耗伤阴液的特点，在疫病后期，尤其是在运用攻下之后，一定要养阴生津，清解余邪。在使用攻下法之后，疫邪已清，出现两目干涩、津不到咽、口唇燥裂之阴枯血燥证时，他用清燥养荣汤（知母、天花粉、当归、白芍、地黄汁、陈皮、甘草、灯心草）加以治疗。若人体阴血已伤而余热尚在，他则提出忌用人参、黄芪、白术等温补之品，并且告诫医者"若调理之剂投之不当，莫如静养，节饮食为第一"等内容，这此均是他治疗瘟疫的成熟经验。

察舌用药

《温疫论·因证数攻》中记录一案："朱海畴者，年四十五岁，患疫得下证，四肢不举……舌上苔刺。问其所苦，不能答。因问其子两三日所服何药？云进承气汤三剂，每剂投大黄两许，不效，更无他策，惟待日而已，但不忍坐视，更祈一诊。余诊得脉尚有神，下证悉具，病重药轻也。先投大黄一两五钱，目有时而小动。再投，舌刺无芒，口渐开能言。三剂，舌苔少去，神思少爽。四日服柴胡清燥汤，五日复生芒刺，烦热有加，再下之。七日，又投承气汤，热少退。八日，仍用大承气汤，肢体自能少动。计半月，共服大黄十二两而愈。又数日，始进糜粥，调理两月平复。"此案为吴有性所谓"但里不表"之证。病案中所记述的"患疫得下证"，为热结胃肠，津液大伤，腑气不通，经脉阻遏，浊气上扰之病重状态，也是使用大黄攻下的指征，但投攻下药后未见效果，又可先生认为这是因为"病重药轻"，后来加大大黄的用量，依据病情的变化情况重复使用大承气汤，里热清除，转危为安。本案提示，温疫之邪向里传于胃腑最为多见，此时的变化多表现在舌象（舌质、舌苔、舌态），必须要注意观察，这对不同阶段的病情判断和处方用药都具有指导作用。

相关链接

大黄：中药材名称。苦，寒。归脾、胃、大肠、肝、心包经。泻下攻积，清热泻火，凉血解毒，逐瘀通经，利湿退黄。用于实热积滞便秘、血热吐衄、目赤咽肿、痈肿疔疮、肠痈腹痛等的治疗。

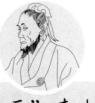

"普及中医" 李中梓

李中梓（1588—1655），字士材，号念莪，华亭（今上海市松江区）人。曾祖李府，字一乐，为抗击倭寇而捐躯。父亲是万历年间进士，曾任职兵部和吏部。兄中立，字士强，曾任浙江按察，四川主考，大理寺卿右评事。兄中植，系著名学者，兼通医药。李氏早岁多病，少年时博览群书，青年时曾应科举，屡试不第。后因两亲子被庸医药误致死，乃弃仕途而学医。提出"肾为先天本，脾为后天本"的学术观点，对医学界影响很大。他在中医学教育和普及方面也作出了前人未有的贡献。

普及中医

李中梓重视中医基础理论研究，擅于兼取众家之长。他曾对中药药性进行反复研究，创立自己的医学理论，并用于临床实践。其论述医理，深入浅出，所著诸书，通俗易懂。他的著作《内经知要》刊于1642年，为选辑《内经》而成，分道生、阴阳、色诊、脉诊、藏象、经络、治则、病能八篇，是历来选注《内经》诸家中最为简明扼要的一种，为初学者所喜爱。《医宗必读》共10卷，附有医案。病机分析以《内经》理论为纲，选方大多切于实用，是为学习中医、"师带徒"的启蒙读物。《李中梓医案》共收医案 50 多则，不分门类，不立标题，大多为内科杂病疑难治案。书中体现了李氏长于脉诊和辨证、处方灵活、案语明晰的特点，为学者登堂入室提供了捷径。这些著作在当时称得上是一套最完整的中医教材，因而在吴中医界广为传诵。他的门人以吴中医家为大多数，其中以沈朗仲、马元仪尤为卓越。马元仪门人又有叶桂（叶天士）、尤在泾，一则创立温热论治有功，一则阐发仲景经旨得力，更使吴中医学得以发展。

继承各家，不可偏执

李氏治学，博采众长而不偏执一家。他十分重视阴阳水火的相互关系。认为阴阳水火是万物之本，而于人身之中即是气血。水火之间的升降运动不息，推动了万物的生长和发展。在水火阴阳的关系中，阴虽根于阳，阳虽根于阴，然阴阳二者，阳于生命活动尤为重要。既然阳于人体如此重要，因此，他提出了"气血俱要，而补气在补血之先；阴阳并需，而养阳在滋阴之上"的论断。李氏重阳气的思想，与张介宾之说颇为一致，不过，张氏重阳气，主张温补肾命，而李氏强调补气补阳药的运用。他曾对金元名家李东垣和明代大家张景岳的理论与实践作出评价："理脾不拘于辛燥升提，治肾不拘于滋腻呆滞。"这句名言为中医从脾肾入手治疗虚损的选药思想提供了借鉴。

善为医者，必责根本

《医宗必读·卷一》中说："肾为脏腑之本、十二脉之根、呼吸之本、三焦之源，而人资之以为始者也，故曰先天之本在肾。""肾何以为先天之本？盖婴儿未成，先结胞胎，其象中空，一茎透起，形如莲蕊。一茎，即脐带；莲蕊即两肾也，而命寓焉……盖婴儿既生，一日不再食则饥，七日不食则肠胃涸绝而死……有此身，必资谷气。谷入于胃，洒陈于六腑而气至，和调于五脏而血生，而人资之以为生者也，故曰后天之本在脾。"李氏认为治病求本，首先要把握生命，而生命的根本，不外乎先天与后天两个方面。先天之本在肾，人体内肾精充盛，则脏腑之精充足。无论脏腑之气、经脉之气，均以元气为根。要保全生命，必须在保护先天肾中精气的前提下进行，还要顾护后天脾胃。他认为后天之本在脾，是源于人的生长过程，须时刻依赖水谷之气的不断资养，而水谷之气的化生又有赖于脾胃，所以脾在人的生命活动中至关重要。他强调"善为医者，必责根本"。医者明先天后天根本，则左右逢源，得心应手。

脾肾相互为用

李中梓认为脾肾二者有"相赞之功能"，治疗须"补肾理脾法当兼行"。《医宗必读》说："脾肾者，水为万物之元，土为万物之母，二脏安和，一身皆治，百疾不生。"脾肾在人体生命活动过程中至关重要，故李氏在诊断、治疗诸方面，十分重视先后二天亏损的调治，认为中医切脉须强调胃气、神气和根本，这是诊法中最关键之处。他在《医宗必读·肾为先天本脾为后天本论》中说："治先天根本，则有水火之分，水不足者，用六味丸壮水之主，以制阳光；火不足者，用八味丸益火之源，以消阴翳。治后天根本，则有饮食、劳倦之分，饮食伤者，枳术丸主之；劳倦伤者，补中益气丸主之。"六味、八味二方本为赵献可补肾命水火之剂，而枳术丸、补中益气汤又是李东垣补脾胃之剂，李中梓综合两家思想，临床治病脾肾并重，求得其本，是集前人诸家理论与经验之大成者。

补气在补血之先

李氏认为人身之水火指的就是阴阳或气血。在阴阳、气血之中，他又颇重阳气之功。他在《内经知要·阴阳》中说："阳气生旺，则阴血赖以长养；阳气衰杀，则阴血无由和调，此阴从阳之至理也。"气对于血来讲，具有温煦、化生、推动和统摄的作用。气虚无以化生，血必因之而虚少；气虚无以温煦，血必因之而凝滞；气衰无以推动，血必因之而瘀阻；气陷而不能统摄，则血常因之而外溢。为此，李氏强调："气药有生血之功，血药无益气之理。"他在辨证施治时，亦是多用温补而远避寒凉，注重调养而专防克伐。并且对药性也据此而加以解释，他在《医宗必读·药性合四时论》中说："药性之温者，于时为春，所以生万物者也；药性之热者，于时为夏，所以长万物者也；药性之凉者，于时为秋，所以肃万物者也；药性之寒者，于时为冬，所以杀万物者也。"在治疗上他又提出了"气血俱要，而补气在补血之先"的原则。并常以补血药中配以益气之品，足见李氏对人体阳气的重视。

养阳在滋阴之上

阴阳燮理是万物变化的根本。阴阳交合，则万物化生，阴阳分离，则万物息灭。《内经知要·阴阳》说："万物之生杀，莫不

大国医小传

以阴阳为本始也。"天有四时，春生夏长，秋收冬藏，长夏居中，为四时升降浮沉之枢纽。而人以脾胃为枢纽，升则上输于心肺，降则下归于肝肾。只有阴阳协调，则精足而神全。如阴阳一方偏盛或偏衰，将破坏正常的平衡而波及五脏六腑、表里内外、四肢九窍，影响机体整个气化功能而发生种种病理变化。在阴阳互为生化的过程中，他强调阳气的主要作用，并认为人体的生长、衰老也和阳气息息相关。只有阳气旺盛，才能温养五脏，使君火昭明，营卫调和，肌表固密，水谷腐熟，开合有度，以尽天年。《医宗必读·水火阴阳论》："阴阳并需，而养阳在滋阴之上。是非昂火而抑水，不如是不得其平也。"说明他对于阴阳二端非平均而待，而是更加重视阳的一面以维持其相对的平衡。

注重实践

据李中梓医案记载，江苏金坛有一名医王宇泰，年已八十，患脾泄。根据一般医理，泄病宜补，岂知愈补其病势愈重，他便求教于中梓，中梓问明病情后对他说："你体肥多痰，愈补愈滞，病当然不会好了，应反其常规，用迅利药物涤之。"王氏听后称赞说："当世之医，唯你我两人，你开方子，我服药，有何疑哉！"于是李中梓用巴豆霜给老医生服用，果然王宇泰在泻下许多痰涎后，病就好了。通过本案，我们可以看到李氏注重实践，绝不墨守成规，善于从实践中总结经验的学术精神。有个叫鲁藩的人得了一种怪病，在盛暑的大热天，虽将门窗紧闭，床上悬挂帐帷，身上又盖上三条貂皮被，还不断地喊冷。李中梓仔细观察病情后，诊断其为"伏热病"。对于此病，古人常采用"冷水灌顶法"治疗，他略微变通，改成服石膏三斛汤。总共开了三剂药，第一剂吃了，病人去掉貂皮被；第二剂吃了，病人去掉帐帷；第三剂吃了，病人叫打开门窗，大汗淋漓，全身热气腾腾，病就全好了。他在医学实践中，既借鉴古人而又有创新，被世人称为神医。

知机别症

李氏擅长于疑似证的辨识，在《医宗必读》中列有专篇，如在《删补颐生微论》中又称作"别症"，就是区别类似的证候，审证求因，并列举治例，加以阐明。知机就是审察病机，因病立法。他认为"脉有雷同，症有疑似"。在《删补颐生微论·别症》中有一案，是金元名医李东垣曾经治疗的劳倦发热的病人，兼有口干、烦躁，面目皆赤，被诊断为内真寒、外假热。此病例与恶寒发战的病人兼有两脉细微，按之甚数，与内真热、外假寒相对比，前者以人参、白术、干姜、附子冷服取效；后者以黄连、石膏等清火之剂，趁热服而治愈。说明水火亢制而有兼化之象，如不从脉而按证治之，则祸不旋踵。他又举一例，说一人平素劳心，患小便不通，前医与六一散不效，再用木通、泽泻、茯苓、车前子等药又不效。李氏诊脉发现患者两寸洪数，知为心火刑金，故气化不及，用黄连、茯神、人参、麦冬、牛膝、五味子，一剂而愈。说明脏病（心火刑金）治腑（通利小肠膀胱）不切病机。另一病案为饭后腹痛胀闷，众皆疑其脾虚多食，不能运化，治以枳实、白术、青皮、陈皮、神曲、茯苓，胀闷转增。李氏诊得其右关洪滑，知为胃火上冲，用石膏、陈皮、甘草、黄芩、升麻，二剂而胀减，再用四君子汤加姜汁炒栀子，十剂而康。说明腑病（胃火蕴结）治脏（健脾疏脾）也不切病机。并提示说：

"脏腑本不相悬，而用药若斯之异。"对虚实的辨证施治，李氏在《医宗必读·疑似之证须辨论》中总结说："至实有羸状，误补益疾；至虚有盛候，反泻含冤。"并引证病例，反复阐明。对于疑似之证，临床上表现多端，更仆难数，医者必须探求病本，识别真假。

喜用膏方

李中梓临证喜用膏方，在《删补颐生微论》中专门介绍了应用膏方的目的与意义，"虚则重补其脂膏……既取其便于频，又取其润也。"他用地黄膏、琼玉膏、人参固本膏、参术膏、龟鹿二仙胶等治疗肺脾肾肝虚损，常用地黄、枸杞子、麦冬、人参、白术、蜂蜜、鹿角、龟甲，并告诫中气不足及阴虚者，不宜用苦寒直泄之药，以免损伤肺脾。

相关链接

　　1. 发战：又名战汗，即全身战栗后汗出，是热性病过程中正邪抗争的一种表现。如战汗后热退，脉静身凉，表示邪去正安，元气恢复，是一种好现象。若汗出后四肢厥冷、烦躁不安，则表示正不胜邪，正气随着虚弱下去，是危重证候。战汗多见于各种传染病的初、中期。

　　2. 膏方：又叫膏剂，以其剂型为名，属于中医里丸、散、膏、丹、酒、露、汤、锭八种剂型之一。

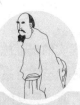

"清初名医" 喻昌

喻昌，字嘉言，晚号西昌老人，江西新建（今江西省南昌市）人。生于明万历十三年（1585年），卒于清康熙三年（1664年）。喻嘉言自幼聪明过人，曾治举子业，崇祯三年（1630年）以副榜贡生入京。不久，正值清兵入关，他遂隐于禅学，后来奋力攻医，蓄发还俗，以医为业。他曾经往来于南昌、新建、安义、靖安等地，后应友人钱谦益之邀，客居江苏常熟，悬壶应诊。由于医术卓著，受他影响的人甚多，其中较著名的有清代医家徐彬、罗子尚等。喻氏学问渊博，经验丰富，胆识超人，敢于创新，他与张路玉、吴谦齐名，号称清初三大名医。

喻昌重视医案（病例）对临床的指导意义。他撰写了医案专著《寓意草》，总共1卷，成书于1643年，全书收集以内科为主的疑难治案60余例，是喻氏临证治验的笔录。书中制定了书写中医医案规范化格式，案论结合，分析透彻。《四库全书总目提要》赞扬说："皆反复推论，务阐审证用药之所以然，较各家医案，但泛言某病用某药愈者，亦极有发明，足资开悟焉。"他另著有《医门法律》6卷，成书于1658年，这是喻氏以73岁高龄，老而不休，博极群书，广采众议，结合自己临证几十年的经验写成，其内容主要阐述六气及杂病证治见解，并力倡以"法"和"律"的形式来确立行医时的规范，被后人誉为一代名著，广泛传诵于医林。

三纲鼎立

喻氏认为，张仲景《伤寒论》一书千余有年，敬取而问论之，必先振举大纲，然后详明节目，才能做到至当不易的地步。大纲是什么？即仲景之书，也是四时外感病的全书。他的著作《尚论篇》（全称《尚论张仲景伤寒论重编三百九十七法》）成书于1648年，前4卷主论伤寒六经证治大法，后篇4卷主论温病及《伤寒论》诸方。喻氏治伤寒之学，宗方有执而倡错简重订，并成"三纲鼎立"之说。他在《尚论篇·尚论张仲景伤寒论大意》说："冬春夏秋，时之四序也。冬伤于寒，春伤于温，夏秋伤于暑热者，四序中主病之大纲也。"同时，他在伤寒六经之中，又以太阳一经为大纲；而太阳经中，又以风伤卫、寒伤营、风寒两伤营卫为大纲。他把《伤寒论》三百九十七条全部打乱，重加编次，分为若干类。如太阳经篇，以风伤卫为一类（上篇），寒伤营为一类（中篇），风寒两伤营卫为一类（下篇），即伤寒三纲说。每一类中，又分作若干部分，如有关太阳经病的初期脉证为一部分，有关太阳中风的典型脉证为一部分，桂枝汤的主治范围为一部分等。其他寒伤营和风寒两伤营卫的分类中，亦是如此。这样编次条理清楚，确有提纲挈领的作用。通过研究伤寒，喻昌对温病也有不少阐发，并指出"仲景书详于治伤寒，略于治温病"的说法是不对的。认为仲景《伤寒论》虽详寒略温，但治温之法，实已包含其中。他由此感叹道："古今缺典，莫此为大。"因而"会《内经》之旨，以畅发仲景不宣之奥"。立冬伤于寒，春必病温为一大例；冬不藏精，春必病温为一大例；既冬伤于寒，又冬不藏精，至春月同时病发为一大例，这就是所谓的"温病三纲"说，同伤寒三纲以为对待。

秋　燥

中医认为六淫致病与时序有着密切关系。历代医家对于秋季主病，自古认识有误，如《素问·生气通天论》说："秋伤于湿，上逆而咳，发为痿厥。"《素问·阴阳应象大论》亦谓："秋伤于湿，冬生咳嗽。"历代诸贤均"随文作解，弗察其讹"。喻氏为之辨正，提出《内经》"秋伤于湿"乃是"秋伤于燥"之误。他首先从六气性质上对两者加以区别，指出："燥之与湿，有霄壤之殊。燥者，天之气也；湿者，地之气也。水流湿，火就燥，各从其类。"喻氏此说符合自然界气候变化的客观规律，使千古之大疑，始一抉也。喻氏在《医门法律·秋燥论》指出：《经》曰：'燥胜则干。'夫干之为害，非遽赤地千里也，有干于外而皮肤皱

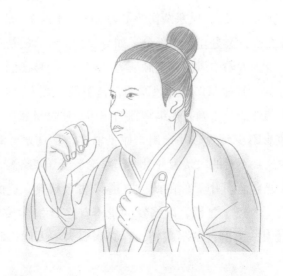

揭者，有干于内而精血枯涸者，有干于津液而荣卫气衰、肉烁而皮著于骨者，随其大经小络所属，上下中外前后，各为病所，燥之所胜，亦云熯矣。"若燥气过甚，则自戕肺金。盖肺金主膹气，而治节行焉，燥伤肺金，则清肃之令不能下行，治节无权，遂成膹郁、诸痿、咳喘等症。

清燥救肺汤

喻氏治燥证，主张忌用辛香行气之品，以免伤津助燥；亦反对用苦寒泻火之药。尤其对于后者，他更是明确提出："苦寒降火正治之药，尤在所忌。盖肺金自至于燥，所存阴气不过一线耳，倘更以苦寒下其气，伤其胃，其人尚有生理乎？"他提出治燥宜用甘柔滋润的药物，以清燥救肺，还强调，治燥固然不宜使用辛温燥药，助火伤肺，但也不能纯用润剂治燥。余氏治燥在辨证论治前提下，灵活使用药材，并根据临床表现及病位的不同而分别治之。清燥救肺汤是他治疗秋燥的代表方剂。该方以胃气为主，同时兼顾肺胃，寓培土生金于甘柔滋润之中。如肺气得润，则清肃气行，治节有权，胃气也得以通降下行而喘平呕止。方中取桑叶为君，清润肺金；煨石膏肃肺清热；生甘草和胃生金；人参生胃之津，养肺之气；配伍胡麻仁、阿胶、麦门冬滋阴润燥；杏仁、枇杷叶润肺下气，共奏清燥救肺之功。如燥郁痰多者，加贝母、瓜蒌；燥伤血枯者，加生地黄。此方立意深，取药得当，疗效卓著，为后世医家所常用。

大气一转，其气乃散

　　"大气"一词，首见于《内经》。《素问·五运行大论篇》曰："地为人之下，太虚之中，大气举之。"喻氏体会出自然之中大地的四周都有磅礴的大气升举着，因为大气运动不息，才有风、寒、暑、湿、燥、火诸气的变化，才有生、长、化、收、藏的发展过程。喻氏采用取象比类法，认为人体一定也有大气统摄周身，才能使五脏六腑、大经小络昼夜循环不息，营卫畅通，从而维持生长壮老已的生命过程。人身的大气是搏聚于胸中、包举于肺之周围的阳气。他所谓大气，即胸中的阳气，是主持诸气支持全身活动的基本动力。人体的形成和人体的一切生理活动全靠大气来维持。喻氏认为，胸中阳气充沛，布达周身，能使疾病不生；否则，阳气不足，则阴邪凝聚而发病。他引用《金匮要略·水气病篇》"大气一转，其气乃散"的例子，进一步说明这一个问题。《医门法律·大气论》解释说："水饮久积胸中不散，伤其纲缊之气，乃至心下坚，大如盘，遮蔽大气，不得透过，只从旁边辘转，如旋杯之状。使用桂枝去芍药加麻黄、附子，以通胸中阳气。"由此看出，喻昌所论的大气病理变化主要是指胸中阳气不足，临床表现为胸痹、心痛、短气等。

议病式

　　喻氏《寓意草》提出："治病必先识病，识病然后议药。""药者，所以胜病者也，识病，则千百药中，任举一二种，用之且通神；不识病，则岐多而用眩。"他看到了当时的医界弊病，"习医者众，医学愈荒，遂成一议药不议病之世界……庸师还以模棱迎合之术，妄为拟议，迨药之不效，诿于无药。非无药也，可以胜病之药，以不识病情，而未敢议用也。"这种不求其本，妄议其末的情景，都是由于不重视经典著作，不研究医学理论所造成的。要想破除这种偏向，纠正时弊，只有"议病精详，病经议明，则有是病，即有是药；病千变，药亦千变。且勿论造化生心之妙，即某病之以某药为良，某药为劫者，至是始有定名；若不论病，则药之良毒善恶，何从定之哉"。他还提出了识病的具体要求：首先要明运气、本四时，其次要知五方治宜，以及年龄形气色脉的差别，七情劳逸的不同，病情的久近传变，曾经用药的验否，病在气分或血分，病情为轻或为重，标本先后何在，依经应断为何病，治宜八法中何法，七方中何方，十剂中何剂，用药气味如何配伍，用何主方加减出入，刻效当于何时。这样——详明，纤毫不爽，就能"起众信从，允为医门矜式"。"议病式"不仅突出了临床辨证要点，而且密切了理论与实践的关系，强调了医者临床时必须以理论指导实践，再用实践来验证理论，从而提高学习效果和医疗质量。

逆流挽舟

喻氏《医门法律·痢疾论》认为："夏秋热暑湿三气交蒸互结之热，十倍于冬月矣。外感三气之热而成下痢。"在发病过程中，有表里传变的关系，外邪从表入里为逆，由里出表为顺。若在表之邪失于表散，"久利邪入阴分""阳气下陷"等，诸凡证情不顺皆为逆证，均属"逆流"。针对上述病机，喻氏首创"逆流挽舟"法治疗痢疾，其意在逆流之中挽舟楫上行，使内陷之邪从外而解。喻氏挽舟之法，主张"下痢必从汗，先解其外，后调其内"且有失于表者，外邪入里，病虽日久，也可引其邪出之于外，这是他治疗痢疾的独特见解，方用活人败毒散。

医案格式

喻昌十分注意诊治规范，在《寓意草·与门人定议病式》中讲述了医案的书写格式。他强调书写医案时，必书"某年某月某地县，人年纪若干，形之肥瘦长短若何，色之黑白枯润若何，声之清浊长短若何，人之形志苦乐若何，病始何日，初服何药，次后再服何药，某药稍效，某药不效，时下昼夜孰重，寒热孰多，饮食喜恶多寡，二便滑涩无有，脉之三部九候何候独异，二十四脉中何脉独见，何脉兼见，其症或内伤，或外感，或兼内外，或不内外，依经断为何病，其标本先后何在，汗吐下和寒温补泻何施，其药宜用七方中何方，十剂中何剂，五气中何气，五味中何味，以何汤名为加减和合，其效验定于何时，一一详明，务令丝毫不爽。"就是说，医生临证时，要仔细而全面地收集患者疾病的全部情况，包括望、闻、问、切四诊所得，如发病的日期、季节、时令、饮食、情绪因素，处方用药，服药前后的病症表现与反应等。只有这样，才能准确辨证，正确施治。他所确立的初诊医案格式是现代中医门诊病历的雏形。

1. 膹郁：证名。指胸中满闷。

2. 痿：病名。指肢体筋脉弛缓，软弱无力，严重的手不能握物，渐至肌肉萎缩而不能随意运动的一种病症。

3. 培土生金：也称补脾益肺。土指脾，金指肺。借用五行相生的理论用补脾益肺的方药补益肺气的方法。

4. 活人败毒散：方剂名。用于治疗正气素虚，又感风寒湿邪所致的憎寒壮热、无汗；客于肢体、骨节、经络，气血运行不畅，故头项强痛、肢体酸痛；风寒犯肺，肺气郁而不宣，津液聚而不布，故咳嗽有痰、鼻塞声重、胸膈痞闷；舌苔白腻，脉浮按之无力之征。主要由羌活、独活、川芎、柴胡、桔梗、枳壳、前胡、茯苓、生姜、薄荷、甘草和人参组成，构成邪正兼顾，祛邪为主的配伍形式。喻嘉言用本方治疗外邪陷里而成之痢疾，意即疏散表邪，表气疏通，里滞亦除，其痢自止。这种治法，称为"逆流挽舟"法。

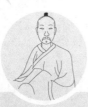

"义风千古" 傅山

　　傅山（1607—1684），明清之际道家思想家、书法家、医学家。初名鼎臣，字青竹，改字青主，汉族，山西太原人。他是一位博艺多才、重气节、有思想、有抱负的著名人物。他的生平事迹虽没有见于正史县志、府志等，可在太原地区乃至三晋大地上却是广为流传，妇孺皆知。傅青主与顾炎武、黄宗羲、王夫之、李颙、颜元一起被梁启超称为"清初六大师"。明代著名的思想家、文学家顾炎武，极其佩服他的民族气节。他于学问几乎无所不通，经史之外，兼通先秦诸子，又长于书画和医学。傅山自谓："癸巳之冬，自汾洲移寓土堂，行李只有《南华经》，时时在目。"他曾以颜体小楷书写《庄子》一书中的《逍遥游》《人间世》《外物》《则阳》等篇。在医学上，他精内科、妇科、儿科、外科，尤以妇科为最，在文学艺术上，他更是一位富有批判和创造精神的思想启蒙先驱。康熙二十三年（1684年）初，傅山的爱子傅眉忽逝，年愈古稀、风烛残年的傅山悲痛异常，经受不起打击，不久就撒手人寰了，时年77岁。康熙皇帝赐他"中书舍人"的称号。傅山的著作有《傅青主女科》《傅青主男科》等，流传至今。他通晓经史、诸子、释老之学，著有《霜红龛集》四十卷。长于书画，精鉴赏，并开清代金石学之源。

生于气节

傅山出身于官宦书香之家，先祖连续七八代有治诸子或《左传》《汉书》卓然成家者。其曾祖傅朝宣曾为宁化府仪宾、承务郎，祖父傅霖累官山东参议、辽海兵备，颇有政绩。其父傅子谟终生不仕，精于治学。傅山少时，受到严格的家庭教育，博闻强识，读书数遍，即能背诵。青年时就读于三立书院，受到山西提学袁继咸（明末海内咸知的耿直之臣，提学山西时，以"立法严而用意宽"的精神宗旨，整顿三立书院学风，不拘一格，选拔人才）的指导和教诲。袁氏重于文章、气节的教育，对傅山影响颇深。袁氏曾在朝为兵部侍郎，因为官清廉，为人耿直，敢于直言，得罪了权贵魏忠贤之流，被贬为山西提学。崇祯九年（1636年），魏忠贤死党山西巡按御史张孙振，捏造罪名诬告他，使其深陷京师狱中。傅山为老师抱不平，与薛宗周等联络生员百余名，联名上疏，步行赴京为袁诉冤请愿。他领众生员在北京四处印发揭贴，申明真相，并两次出堂作证。经过长达七八个月的斗争，方使袁氏的冤案得以昭雪，官复武昌道。袁氏出狱之日，魏忠贤的走卒们，亦以诬陷罪受到谪戍的惩罚。这次斗争的胜利，震动全国，傅山也因此得到了崇高的荣誉和赞扬，名扬京师乃至全国。他诗作中有这样两句："既是为山平不得，我来添尔一峰青"，表明他高风亮节和特立独行的精神。傅山的诗赋继承了屈原、陆游以来的爱国主义传统，正如他所说"生于气节"。

朱衣道人

袁继咸案结束后，傅山返回太原。他无意官场仕途，在居住地寻到一所寺庙，开辟为自己的书斋，从此全身心地博览群书，除经、史、子、集外，甚至连佛经、道经都精心览读，掌握了丰富的知识。崇祯十六年（1643年），他受聘于三立书院讲学。没过多长时间，李自成起义军进发太原，他奉陪老母辗转于平定嘉山。不久，起义军、清军先后攻占北京，明亡。傅山闻讯写下了"哭国书难著，依亲命苟逃"的悲痛诗句。为表示对清廷剃发的反抗，他拜寿阳五峰山道士郭静中为师，出家为道，道号真山。因身着红色道袍，遂自号朱衣道人，别号石道人。朱衣者，朱姓之衣，暗含对亡明的怀念；石道者，如石之坚，意示决不向清朝屈服。傅山出家并非出自本心，而是以此作为自己忠君爱国、抗清复明的寄托和掩护。他推崇老庄之学，尤重庄学，加入道教之后，自称为老庄之徒，自觉继承道家学派的思想和传统。他对老庄的"道法自然""无为而治""泰初有无""隐而不隐"等命题都做了认真的研究与阐发，并对道家传统思想起到了推动作用。

吹云泼墨，一字千金

傅山先生的遗墨，片纸只字，珍逾拱璧，他的独特书风代有传人，盛行而不衰。在他的传世法书中，杂书册是一个值得注意的品种。所谓杂书，有两方面的意义。首先，指内容比较多样，自作诗文、笔记掌故、摘抄旧籍、点评人物往往兼而有之，全册无统一主题与体例。其次，是字体不统一，或小楷或行草或篆、隶间出，花样繁多。他的书法往往是兴来即书，兴尽则止，并非一气呵成，所以一体之中，风格也并不单一。他的书法常常出于闲暇自娱、寂寞自遣的需要，或是作为一种调整心态、砥砺情操、研习书道的特殊修炼方式。由于没有特定的功利目的，因而杂书的创作心态十分轻松自由，作者的观点倾向、性格情绪和书写技艺均得以真实完美的展现。傅山的书法绘画特色是他人生观和审美观的真实表达。他写大字喜用颜体，如《集古梅花诗》，写小楷也用颜体，如《逍遥游》。他的草书也没有一点尘俗气，外表飘逸内涵倔强，正像他的为人。他流传至今的颜体大字楹联和榜书多件，皆端庄遒劲，刚健有力。小楷《金刚经》为长篇楷书，一丝不苟，婀娜俊美，秀盈流畅。《中国书法全集》中选自作联"竹雨松风琴韵，茶烟梧月书声"，是当时傅青主关于其书法生活艺术追求明显生动的描绘。他的画也达到了很高的艺术境界，所画山水、梅、兰、竹等均精妙，被列入逸品之列。他的字画均渗透了自己孤高的品格和崇高的气节，洋溢着爱国主义气息，在中国古典书画艺术中，博得了后人的高度赞赏。

傅山竹叶

年轻时的傅山嗜好喝酒，自号孽禅。他在霜红龛读书时，曾作《红叶楼》七言绝句一首，其中一句就是"傅山彻夜醉霜红"。明亡以后，由于感情郁积悲愤，傅山对酒的爱好也越来越浓了。这一年除夕夜，傅山痛苦地写道："无情今夜贪除酒，有约明朝不拜年。"他在长期的流寓生活中，除了书籍与笔墨之外，唯一不能离的就是酒，并把酒作为发泄愤懑和交流思想的媒介。他认为酒是"真淳之液"，酒后能吐真言。在傅山十多年的流寓生活中，汾阳是他寄居和活动较多的地方之一。这一年，山西酒行开酒会，一东家吩咐两个伙计备好一坛新酒抬去参品。因为天气特别热，伙计俩走得又热又渴，恰巧来到一片竹林，两人一商量，决定先在竹林里凉快凉快，找口水喝。伙计俩顺手从一株成竹上扯了两片大竹叶，捻成两个小酒杯喝了起来，喝完酒，他俩傻眼了，剩下的半坛子酒无法交差，该怎么办呢？走着走着，他们又见到一片竹林，竹林里有个小水洼，上面飘着的一层竹叶，将洼中的水映得晶莹碧绿。俩人赶紧把酒坛子放下，蹲在小水洼边，往坛子里加水。等坛子灌满了，两人就满头大汗地抬着坛子走进会场，东家揭开坛盖，舀了一碗酒，恭恭敬敬地把酒捧到酒会会长面前。歪打正着，他俩送去的酒竟名列榜首！于是，这东家买下了那块地皮，将自己的酒坊迁去，在小水洼上打了一眼井，又从酿造技艺上努力改进，还在酿好的酒中加入新鲜的竹叶，终于酿出了别有色味的好酒，取名"竹叶青"。由于傅山经常往来于汾阳，行医道，品美酒，还与许多酒工成为好朋友。当他看见浸泡药材酿造的竹叶青酒时，便教酒工如何浸泡，如何搭配中药才能更好发挥养生保健作用。酒工们按他说的方法，果然酿出的酒不但味道芳醇，而且颜色金黄透亮。后来，傅山将竹叶青的配制用药由过去的四五种改为十二种，并保留了竹叶的成分，使竹叶青具有多种保健养生功效而成了名闻天下的佳酿。

傅青主女科

傅山在医学上有着巨大的成就，他在内科、妇科、儿科、外科等均有很高的技术，而尤以妇科为最。他的代表著作是《傅青主女科》，该书中所列的妇科常用方剂，如生化汤，经过历代医家的临床验证，确有较好的疗效。该书还建立了妇女病以补气养血为核心的思想体系。他注重理论联系实践，并能融合各家，而独出己见。傅山曾在游历各地的时候，随时向一些铃医和懂得医学的道士们学习，注意采集当地的医方，再经过临床实践，从中吸取有益的经验。他施治处方，常常不受古书理论的拘束，处方几乎均为独创。他的处方是在经过临床验证之后记载下来的，每一方都有药后疗效的详细记载。针对妇女病，他首先注重补气养血，诸方中用补气药人参、黄芪，用补血药当归、地黄，这样的处方占绝大多数。在傅山女科中，论治妇科诸病先要阐明其病机，而后再给出具体的治法方药，将中医理、法、方、药贯穿一致。在分析妇科

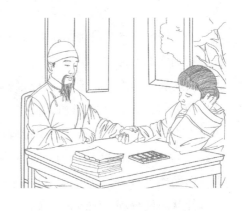

诸证病机时，他特别注重肝、脾、肾三脏的病理变化。中医认为肝为冲脉之本，肾为任脉之本，脾为带脉之本，肝、脾、肾三脏各有所司，均与女性特殊的生理功能相关。所以，在临床治疗过程中，傅山紧紧抓住了肝、脾、肾三脏和妇女"经、带、胎、产"诸病的密切关系，处方有理有据。

完带汤

古代中医有"女病难医""宁治十男子，不治一女人"的说法。傅山怜悯苍生，研究妇女疾病的治疗，创制了很多临床疗

效确切的方剂，在中医学界产生了积极而深远的影响，完带汤就是其中有代表性的方剂之一。该方是用于治疗妇女湿浊带下的常用方剂。白带原是女性阴道分泌排出的一种黏稠的液体。中医认为，正常的白带是女子肾气旺盛，任脉阴气下注于胞宫而形成的，具有润滑阴道的作用，属于生理现象。如果带下量明显增多，或色、质、气味发生异常，则属于病态，称之为带下病。白带增多表现为带下色白，清稀如涕，伴有面色㿠白、倦怠、便溏、舌淡苔白等。傅山认为带下是人体湿盛所致，而肾阳温煦不足，加上妇女肝气容易郁结，导致运化水湿的脾脏更加受伤，而且影响到气血的化生，湿气变生白滑湿浊之物，由阴道流出而不止。对此病症的治疗，他常常从补脾胃之气入手，稍佐以舒肝之品，使肝气舒展，脾气升腾，阴血生而湿浊化，则白带自然干净。方中重用白术、山药，白术健脾燥湿，山药固肾止带；以人参补中益气，以助补脾之力；苍术燥湿运脾，以增祛湿化浊之力；白芍柔肝理脾，使肝木条达而脾土自强；车前子利湿清热，令湿浊从小便分利。陈皮理气燥湿，既可使补药补而不滞，又可行气以化湿；柴胡、荆芥穗之辛散，得白术则升发脾胃清阳，配白芍则疏肝解郁；使以甘草调药和中，诸药相配，使脾气健旺，肝气条达，清阳得升，湿浊得化，则带下自止。此方已成为世代相传的经典名方，至今仍应用于中医临床。

相关链接

生化汤：中医方剂名。为理血剂，具有养血祛瘀、温经止痛之功效。主治血虚寒凝证，瘀血阻滞证，症见产后恶露不行、小腹冷痛。

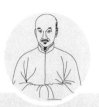

"贯彻古今"叶桂

  叶桂（1667—1746），字天士，号香岩，别号上津老人，江苏省吴县人，清代中期著名的温病学家。他虽出生于世医之家，但广采众长，融会贯通。除精于家传儿科，他对温病门独具慧眼，富于创造，在医学其他方面也有独到的见解和看法。在杂病方面，他补充了李东垣《脾胃论》详于脾而略于胃的不足，提出"胃为阳明之土，非阴柔不肯协和"，主张养胃阴；在妇科方面，他阐述了妇人胎前产后、经水适来适断之际所患温病的证候和治疗方法；他对中风有独到的理论和治法；他还提出久病入络的新观点和新方法。叶氏在当时名满朝野，上自达官贵人，下自平民百姓，远及邻省外藩，很少有人不知道叶桂的，与其相关的故事传说比比皆是。叶桂妙手回春，起死复生的故事有口皆碑。康熙皇帝也曾感激他治好了自己的搭背疮，御笔亲题"天下第一"的匾额赐给他。叶氏培养了不少济世救人的名医，皆称"大江南北，言医者辄以桂为宗，百余年来，私淑者众"。许多反映其独到经验和深邃医理的名言，一直对后世起着启迪和借鉴的作用。

无暇著书

  叶桂一生忙于诊治病人，无暇亲笔著述，所传医书伪托者不在少数。他留给后世学者的宝贵医学著作全都是他的门人和后人搜集、整理的结果。如论述温热病传变、诊断和治疗的专著《温热论》，就是其门人顾景文在随师出诊，舟游洞庭时根据他的口授辑成的。该书主要阐述了温病邪入卫、气、营、血的证候表现及治疗原则，并介绍了温病察舌、验齿等诊断方法。此书自问世以来，一直被后世医家奉为经典，推崇备至，它不仅对温病学，而且对整个中医学都有着深远的影响。反映其临床用药思想和经验的著作《临证指南医案》是由门人华岫云等整理编注。该书保存了叶氏诊病的大量原始记录，诸人取其临证治验方案，分门别类，附以论断，集成一书。尽管案中未注明处方用药的剂量及用药之后病情的转变与疗效，看似有头无尾，却仍能风靡大江南北，足见其医学功力之深，影响之大。

三人行必有我师

叶桂的祖、父两代皆从事医学，他自幼便受到家庭的熏陶。他年少时便白天习儒，通览诗文经史，夜晚跟从父亲学习医学，博览中医药典籍。遗憾的是，他的父亲不到50岁就去世了。父亲去世后，因家贫难维生计，他便开始专注于医学，与此同时拜父亲的门人朱某为师。由于他聪颖过人，"闻言即解"，读书过目不忘，加上勤奋好学、虚心求教，对医学的见解有时竟超过教他的先生。在学习和实践的过程中，他常常不拘于门户之见，信守"三人行必有我师"的古训，往往是听到某位医生有专长，就欣然而往，愿意行弟子礼拜其为师，并且必定会学成而归。《四库全书总目提要》中记载，叶氏从十一岁到十七岁，他先后拜师十七人，其中包括姑苏名医周扬俊和马元仪。

仁者之心

叶氏以严谨精细的治学精神，博览群书、学究天人，使医术和学术相得益彰。他虽身享盛名但手不释卷，体现了学无止境的进取精神。他之所以有如此高深的医术，源于"固无日不读书也"。他在医学中治病救人的仁者之心，也体现在他的待人接物方面，后人赞其"内行修备，交友以忠信……以患难相告者，倾囊拯之，无所顾藉"。他的两个儿子都是当时的著名医家，他临终前告戒他的儿子们："医可为而不可为，必天资敏悟，读万卷书，而后可借术济世。不然，鲜有不杀人者，是以药饵为刀刃也。吾死，子孙慎勿轻言医。"这是一个对自己的言行极为负责的仁者之言。同时也显示出他在医学，乃至人生哲理的追求上所达到的极高境界。

温邪上受，首先犯肺

清代乾隆以后，江南出现了一批以研究温病著称的学者。他们以叶天士为首，总结前人的经验，突破旧法，开创了治疗温病的新途径。叶氏《温热论》开宗明义第一句话是"温邪上受，首先犯肺"，指明温邪的传入是从口鼻而来，首先出现肺经症状，如不及时外解，则可顺传阳明或逆传心包，与伤寒之邪按六经传变完全不同。其中"逆传心包"之说，确属对温病传变认识的一大创见，也是对《伤寒论》六经传变理论的一大突破，概括了温病的发展和传变的途径，成为认识外感温病的总纲。他还根据温病病变的发展，将温病分为卫、气、营、血四个阶段，以此作为辨证施治的纲领。清代名医章虚谷高度评价说它不仅是后学指南，而且弥补了仲景书之残缺。

神悟绝人

山东有位姓刘的名医擅长针灸，叶桂想去学但没人介绍。一天，那位名医的外甥赵某因为舅舅治不好他的病，就来找叶桂。经叶桂的专心诊治，他的病治好了。赵某很感激，同意介绍叶桂改名换姓去拜他舅舅为师以促使学业再次长进。这一天，有人抬来一个神智昏迷的孕妇，刘医生诊脉后说自己不能治。叶桂上前仔细观察，发现孕妇是由于胎儿不能转胞，所以痛得不省人事。思考之后，他就取来针在孕妇脐下刺了一下，叫人将孕妇马上抬回家去。到家之后不久，腹中的胎儿果然顺利产出。刘医生很惊奇，便详加询问，才知道原来自己的这个徒弟就是大名鼎鼎的叶桂叶天士，心中颇受感动，于是，就把自己多年的针灸技术全部传授给了他。

不药而愈

清代京官没有多大实权，都极想外任。有个藩宪一向为京官，听说要到江南苏州外任，因暴喜而双目暴盲，急忙差人去请叶桂来疗疾。叶氏详细了解了他发病的经过后，说："我是一方名医，怎能如此请我？必须备全副仪仗来，方可前往。"他便差人回禀，藩宪听了后，一时大怒，众人相劝，依允了他的要求，但提出若治不好目盲之疾，必要重罚。于是，藩宪令家人仪仗相迎，但谁也未想到，叶氏就是不去，又说："你们去回禀大人，必须由藩宪夫人亲自请方可！"藩宪闻后，怒不可遏，与此同时双目却突然明亮了，众人难以解释。听到这个消息，叶桂匆匆赶到藩宪府上请罪，对藩宪说："我并非有意得罪大人，而是为了治好大人的病。"藩宪听到此言，由怒转喜，尽释前疑。从此，叶氏运用"大怒制暴喜"奇术治疗暴盲，不药而愈的佳话传遍苏州城。

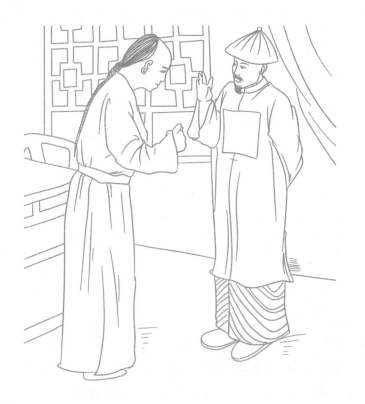

叶薛之争

　　乾隆年间，吴地瘟疫大流行，郡里设置医局救济穷人，给他们免费看病，当地的名医每天要去那里看一次病人。一天，有一个更夫，因全身浮肿，遍体黄白色，到医局去看病。清代有一擅长治疗湿热病的名医叫薛雪（字生白）先到医局，给他诊脉后就挥手让他走，并说："水肿太厉害了，我不能治。"更夫走出医局，刚好碰到叶桂也到医局来，他从轿子里远远地看到了更夫，便说道："你不是更夫吗？你这是中了驱蚊药剂的毒而造成的，两剂药就可以治好。"于是叶桂就开了处方治愈了病人。自古同行是冤家，薛氏听到此事，感觉丢了脸面，为与叶氏争锋，竟将自己的居处改名为"扫叶山庄"。叶桂以牙还牙，把自己的居处改名为"踏雪斋"。谁曾想，这两位清代大医家之间的争斗竟然也充满了文学气息。

内伤法东垣

　　《内经》中强调人以胃气为本，金元医家李杲提出脾胃是元气之本，是精气升降运动的枢纽，并建立"脾胃内伤，百病由生"的内伤学说，创立补中益气汤、升阳益胃汤等代表方剂，补前人之未备。叶桂十分推崇李杲的脾胃学说，他在《临证指南医案·脾胃》中说"脾胃为病，最详东垣""内伤必取法于东垣"。他还分析认为，李杲虽言脾胃合治，实为详于治脾而略于治胃。于是，在东垣脾胃论的基础上，他提出脾与胃当分而治之。他从脾胃的脏腑属性上加以区分，认为脾为太阴湿土，得阳气则升发，运化气血；胃是阳明阳土，阴液充足则主通下。

胃阴学说

叶氏继承了东垣补脾升阳之说，对证属脾阳不足者，常用东垣方加减，如补中益气汤、清暑益气汤等。叶氏在降胃和胃的前提下，创立了"胃阴学说"。就是倡导以甘平或甘凉濡润为主濡养胃阴，恢复胃的通降之功，即"胃宜降则和"之意，他说："胃宜降则和者，非用辛开苦降，亦非苦寒下夺，以损胃气，不过甘平，或甘凉濡润，以养胃阴，则津液来复，使之通降而已。"具体治法如甘凉濡润法、甘平益胃法、甘缓益胃法和酸甘济阴法等。临证常选用沙参、麦冬、石斛、天花粉、玉竹、白芍、蔗浆、梨汁、生扁豆、生甘草等滋养胃阴。

久病入络

络病的概念始见于《内经》。《难经·二十二难》指出："气留而不行者，为气先病也；血壅而不濡者，为血后病也，故先为是动，后为所生。"叶桂在《临证指南医案》中多处提及："初病在经，久病入络，以经主气，络主血。""初为气结在经，久则血伤入络。""病久痛久则入血络。"叶氏所述及的"经"与"络"，实际上就是"经脉"与"络脉"的简称，叶氏所言之"络病"，多指一些气血沉困、隐伏幽深的沉疴痼疾，如中风偏瘫、痹病等。由"经"到"络"，反映的是一个由气至血、由浅入深的过程。

疾病淹缠难愈，往往因于正气不足，此即所谓"久病多虚"。

辛香缓通

　　叶氏"久病入络"学说在临床的应用范围十分广泛。据《临证指南医案》的不完全统计，约有二十余种疾病有久病入络案例的记载，如淋浊、木乘土、肿胀、噎膈、反胃、呕吐、郁证、头痛、心痛、胁痛、腹痛、肩臂背痛、腰腿足痛、诸痛、癥瘕等。《临证指南医案·胁痛》云："久病在络，气血皆窒，当辛香缓通。"叶氏强调治络病以"通"为主，所以用辛者，叶氏认为"辛散横行入络"，辛通之药能使血络瘀滞得行，气机调畅，同时配伍辛散、温通、香窜之理气之品，从而达到行气、散结、止痛的目的。

虫蚁剔络

　　对如蜣螂、䗪虫、全蝎、地龙等辛咸通络的虫蚁之类药物的使用，更是叶氏治疗络病的有效经验，他认为虫蚁类药"灵动迅速……以搜剔络中混处之邪"，使"血无凝着，气可宣通"。叶氏认为"飞者升，走者降，灵运迅速"，功效专注而迅猛。络中瘀久，病根深伏者，用辛咸通络的虫类药物搜剔经络，松透病根，追拔沉混气血之邪，具体用药可分为两类，一类为剔瘀软坚，如水蛭、䗪虫、虻虫、鼠妇、蛴螬、五灵脂、鳖甲、牡蛎等，多用于积聚，如疟母等；一类为搜风止痛，如地龙、全蝎、蜈蚣、穿山甲、露蜂房等，多用于头面四肢及内脏的痹病、痛证等。

1. 搭背疮：或称手够疮，是民间对后背痈疽的俗称，意思是患者本人反手摸后背，能够着的地方出现的疮疖，搭背疮因生在背部肌肉及神经较密集的地方，所以破坏性较大，应及时治疗。

2. 逆传心包：温热病传变的一种规律。一般温病的传变规律是由卫经气，再由营到血，如果病邪较重，发病开始就很严重，变化迅速，可以不按次序传变，由卫分（肺）突然陷入营分（心包），出现神昏谵语等中枢神经症状，称为逆传心包。

3. 转胞：妊娠小便不通。即孕妇因胎儿压迫膀胱，出现下腹胀而微痛、小便不通的一种病症，多与中气不足有关，本病常见于妊娠合并尿潴留。

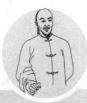

"医林改错"王清任

梁启超《中国三百年学术史》中，对清代医学仅用"不具举"三个字一笔带过，却唯独强调说："唯有一人不可不特笔重记者曰王清任，所著书曰《医林改错》……勋臣……诚中国医界极大胆革命论者，其人之学术，亦饶有科学的精神。"

王清任（1768—1831），又名全任，字勋臣。清代直隶（今河北省）玉田县人，是一位敢于疑古，颇具创新精神的医学家。王清任青年时曾考取武秀才，是武举人出身，有千总的兵衔。由于他性情磊落，侠义耿直，在任职千总期间，目睹和经历了晚清官场的腐败，深感自己空有一身武艺无处施展，"不为良相，愿为良医"的愿望逐渐产生，于是他便弃武习医，以医为业。由于从小就受到家族行医的熏陶，加上个人的努力，在精心习医之后，他不仅精通了医学理论，又因为开过药铺，对许多药物的性味、功用烂熟于心，临证医术逐渐精深，几年间已誉满玉田。他治病不为前人所困，用药独到，解决了不少疑难病症。30多岁时，他来到北京设立医馆"知一堂"，并成为京师名医。

善桥善渡

王清任自幼习武，曾为武庠生，捐过千总衔（明代驻守京师的京营兵分为三大营，设千总、把总等领兵官，职位低下。清代绿营兵编制，营以下为汛，以千总、把总统领之。千总为正六品武官，把总为七品武官）。乾隆、嘉庆年间，其故乡还乡河上，仅有渡桥，因是"官桥官渡"进行勒索，还是"善桥善渡"以行善引起诉讼。王清任力主"善桥善渡"。开庭审理时，王清任几次站诉不屈，并义正严辞地对县令说："我跪的是大清法制'顶戴花翎'，不是为你下跪。"因而触怒县官。他平时还多用文言、辞令蔑视封建统治者的衙门，久而久之，县衙与当地豪绅合流对其进行迫害。王清任不得不离乡出走，辗转去滦县（今属河北省唐山市）、东北奉天（今辽宁省沈阳市）等地行医。

医林改错

王清任曾想方设法观察人体的构造，并绘制图形，希望能纠正前人错误。本着"唯愿医林中人……临证有所遵循，不致南辕北辙"的愿望和态度，他于道光十年（1830年），即他逝世的前1年，著成《医林改错》一书（两卷），刊行于世。这是一部几百年来令中医界都争论不休的书。书中主要阐述了两个方面的观点。其一便是"改错"，王清任认为，我国古代医书中对人体脏腑的位置、大小和重量的描述并不确切，须改正。为此，他曾在瘟疫流行的灾区观察未掩埋的儿童尸体300多例，逐一进行了解剖和观察，绘制大量脏腑图谱。后世医家对王清任的《医林改错》的评价褒贬不一，但是他肯于实地观察、亲自动手的精神值得肯定。

业医诊病，当先明脏腑

中医的脏腑学说虽然是以功能概念为主，但包含了一定的解剖学内容。其中对脏腑实体器官的局部研究，是脏腑学说形成和发展的一个重要因素。《灵枢·经水》指出："若夫八尺之士，皮肉在此，外可度量切循而得之，其死可解剖而视之，其脏之坚脆，腑之大小，谷之多少，脉之长短，血之清浊，气之多少……皆有大数。"《难经》中对脏腑的部位、大小、形态、长短等都做了详细的记载。王氏一生读了大量医书，曾说："尝阅古人脏腑论及所绘之图，立言处处自相矛盾。"他在临床实践中感到中医解剖学知识不足，提出"夫业医诊病，当先明脏腑"的论点。王氏认为："著书不明脏腑，岂不是痴人说梦，治病不明脏腑，何异于盲子夜行。"因此，他冲破封建礼教束缚，进行了近 30 年的解剖学研究活动。

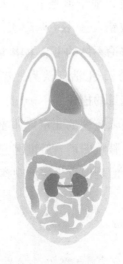

膈　膜

王清任在精究古代医学经典时，发现古书中对人体构造的描述与实际情况不符，并敢于提出问题所在，并大胆加以修正。他反对因循守旧，勇于实践革新，亲自解剖尸体，潜心研究数十年。嘉庆二年（1797 年），王清任至滦县行医时，适逢湿疹、痢症流行，每日死小儿百余，王清任冒染病之险，一连 10 多天，详细对照研究了 30 多具尸体的内脏，并与古医书所绘的脏腑图相比较，发现古书中的记载与实际多不相合。王清任认为了解人的脏腑结构对医疗实践非常重要，并指出古医书中关于人体记述的错误之处。他多次到疫病暴死者乱葬岗中和死刑场观察人体内脏结构，于 1830 年著成《医林改错》一书，附图 25 幅。他首先记载了人体由膈膜而分为胸、腹两腔，而非古书图中所载的两个膈膜、三个体腔（三焦）。他又改正了古图中肺有六叶两耳二十四管的错误，认为肺有左、右两大叶，肺外皮实无透窍，亦无行气的 24 孔。他认为肝有四叶，胆附于肝右第二叶，纠正了古图肝为七叶的错误。他对胰腺、胆管、幽门括约肌、肠系膜等的描绘更符合实际。对心脏左、右颈总动脉的分布，由于系在尸体所见，他误认为动脉为行气的管道。之后他又去北京、奉天等地多次观察尸体。并向恒敬（道光年间领兵官员，见过死人颇多）求教，明确了横膈膜是人体内脏上下的分界线。

亲治其症，屡验方法

王清任主张医学家著书立说应建立在亲治其症、万无一失的基础之上。他说："古人立方之效与不效，原有两途。其方效者，必是亲治其症，屡验之方；其不效者，多半病由议论，方从揣度。以议论揣度，定论立方，如何能明病之本源？"医家著书立说"必须亲治其症，屡验方法，万无一失，方可传于后人。若一症不明，留与后人再补，断不可徒取虚名，恃才立论，病未经见，揣度立方"。否则就会"以治人之心，遗作杀人之事"。

灵机记性在脑，不在心

王清任通过对人的大脑结构的仔细观察，精辟地论证了思维产生于脑而不在心。"两耳通脑，所听之声归于脑……两目系如线，长于脑，所见之物归于脑……鼻通于脑，所闻香臭归于脑……"这些看法都与现代解剖学及生理学看法相近。他明确提出："灵机记性不在心在脑。"如果脑子出了毛病，就会引起耳聋、目暗、鼻塞甚至死亡。他否定了"心主思"的说法，认为脑为髓海，髓海的充盈决定了记忆力的强弱。脑位居头颅之内，由髓汇集而成。《医林改错·脑髓说》曰："灵机记忆在脑者，因饮食生气血，长肌肉，精汁之清者，化而为髓，由脊骨上行入脑，名曰脑髓。"否则，"脑气虚，脑缩小……脑髓中一时无气，不但无灵机，必死一时，一刻无气，必死一刻"。他主张脑气具有机能和物质的双重性。病理上，若外邪犯脑，或劳倦伤脾，或肝郁气滞，或肾精虚损，或心脉瘀滞，或年老体衰，皆能影响脑气充盈于脑而致脑气亏虚。

瘀血致病说

《素问·调经论》云："人之所有者，血与气耳。""血气不和，百病乃变化而生。"王清任主张："治病之要诀，在明白气血，无论外感内伤……所伤者无非气血。"对于气血之病，强调气虚和血瘀为致病之源。他根据自己丰富的实践经验，认为人体许多疾病的产生都是由于血液流通不畅引起的。血液不流畅，瘀积在某个器官或血管里，就影响了这个脏腑或周围组织的生理功能而引起疾病，由此，逐渐形成其"瘀血致病"的学说。

活血化瘀

在瘀血致病学说的基础上，王清任提出临证治病之关键在于调理气血。他临床治疗疾病擅用活血化瘀法，并创制了许多活血化瘀的方剂，比如通窍活血汤、血府逐瘀汤、膈下逐淤汤、少腹逐瘀汤等。他应用这些活血化瘀方子治疗了很多疑难杂病和怪病。如清朝道光年间，已经74岁的江西巡抚阿霖抚得了怪病，晚上睡觉的时候，只能露着胸脯睡，盖一层布都不能睡，这种症状已经七年了。他请了很多医生都没治好，最后，巡抚派人请王清任来诊治。王清任分析认为，这位患者年高体弱，夜间睡觉胸部不盖被子，胸中窒闷，必是气滞血瘀，胸中定有血瘀阻滞，要用化瘀行气的血府逐淤汤治疗。阿霖抚服用了5剂药后，血通气畅，病一下子就好了。还有一个22岁的妇女得了怪病，晚上睡觉时，必须让丫鬟坐在她的胸脯上才能入睡，已经两年了，吃了很多药都没有治好，非常痛苦。后来，她找到王清任诊看，王清任看了后认为这是胸中有瘀血引起的，给她吃了血府逐瘀汤，吃了两剂药，病就好了。除了上面的病，经王清任用活血化瘀法治疗的疾病还有白眼红赤、牙床变紫、癥瘕痞块、臌胀、痛处不移、头发脱落、酒渣鼻、耳聋年久、白癜风、紫癜风、紫黑印脸、牙疳、出气臭、小儿疳积、交节病作、胸痛、头痛、天亮出汗、心里热、瞀闷、急躁、夜睡梦多、呃逆、饮水即呛、小儿夜啼、不眠、心慌心跳、夜不安、无故爱生气、干呕、晚发一阵热、腹坠、肾泻久泻、久痹、狂证，以及妇女月经紊乱、经色改变、痛经、崩漏、小产等。

补阳还五

　　王清任针对血瘀的病理机制，除了建立活血化瘀的治疗方药之外，还依据气虚血瘀的理论，提出补气活血的治疗原则，创制了著名方剂"补阳还五汤"，这个方子也成了当今治疗冠心病、半身不遂的有效名方。在《医林改错》中，他分析了中风（即半身不遂）的发病原因是由于元气亏损而致。他认为，中风是"亏损五成元气之病"，称"亏损元气，是其本源"，并用量化假说阐明其病因病机。他说："元气……分布周身，左右各得其半……若亏五成，剩五成，每半身只剩二成半……经络自然空虚，有空虚之隙，难免其气向一边归并……无气则不能动，不能动名曰半身不遂。""元气既虚，必不能达于血管，血管无气，必停留而瘀。"根据中风的病机是气虚为本为因，血瘀为标为果，王氏使用补阳还五汤，以补气为主，活血居次，标本同治。该方重用生黄芪，大补元气，畅通经络，促进血液的运行；再辅以少量当归、赤芍、川芎、桃仁、红花、地龙等活血化瘀之品，共奏补气活血、逐瘀通络的功效。方中重用黄芪使亏损五成之元气得以恢复，气行则血行，半身不遂的功能得以恢复，这就是其补阳还五的意义所在。

相关链接

> 血府：中医名词，脉是血液运行的管道，血液在脉中循行于全身，所以又将脉称为"血府"。王清任认为膈膜以上为胸中，为血府。

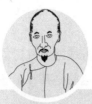

"外治宗师"吴师机

吴师机（1806—1886），名安业，字尚先，又字杖仙，自号潜玉老人，清代钱塘（今浙江省杭州市）人。他自幼习儒，曾经中过举人，后因仕途不畅，逐渐淡于功名，文学之外兼修中医，尤其喜爱钻研中医外治法。他在前人经验的启示下，通过大量的临床实践验证，积累了极其丰富的理论认识和个人经验。他在临证中发现，有些人患病后不愿意服药，还有些人患病后出现不能服药的情况，他"变汤液而为薄贴"，发挥外治法简、便、廉、验的优势。除膏药以外，他还发展运用了敷、熨、熏、浸洗、擦、坐、嚏、缚、刮痧、火罐、推拿、按摩等一二十种外治方法，可以说是对中医外治的一次大的总结。他是中国医学史上前无古人，后无来者式的人物，对发展中医外治法作出了杰出贡献，故后人尊称他为"外治之宗"。

吴氏治学精益求精，历时二十余载，易稿十余次，撰写了外治法专书《理瀹骈文》（又名《外治医说》），书名取自哲学著作《子华子》"医者理也，药者瀹也"之意，用骈体文叙述以便学者记诵而注方于下。该书由略言、续增略言、正文、存济堂药局修合施送方并加药法等部分组成，探讨外治法的渊源和机理，是中国医学史上第一部以膏药为主，囊括多种方法和手段的中医外治法专著。

修德积善

吴师机不仅医技精湛，而且医德高尚，为人乐善好施。他曾在他乡居住八载，活人无数，经常"舍药施医，以救目前穷苦之疾"。对于自制之膏药，虽无人亲眼看到，亦如实配伍，不可自失其真而掺有假品，更无乘人之危，挟货居奇，贻误病机。他对于贫苦之人十分同情，尽力周济，常常用一口大锅熬制膏药分发给患者。同治八年（1869年），他在扬州开设存济药局专门以自制膏药赠送病家，广受当地群众赞誉。《理瀹骈文·序》说："医小道也，而修德积善之方在焉。"

溯本求源

作为外治法的推广者，吴师机首先从寻求外治法的历史渊源着手。他认为《内经》所记载的桂心渍酒以熨寒痹及白酒和桂以治风中血脉，是外用膏药治病的开端。《伤寒杂病论》中记载的火熏法发汗，冷水劫热，猪胆汁、蜜煎导法通大便，菖蒲屑纳鼻孔中吹之治尸厥气闭等，都属于外治方法。还有熨法治结胸痞气，黄连水洗胸，芫花水拍胸，石膏和雪水敷胸，蚯蚓和盐捣敷胸等，治疗伤寒邪热传里、温病发斑更有胆汁青黛水、升麻水扫法，蓄血有苏叶汤摩法，并有犀角地黄熬贴法。尤其是清代叶天士用平胃散炒熨治痢，用常山饮炒嗅治疟，变汤剂为外治，实开后人无限法门。他还举了一些例子，如种牛痘（最早是用痘痂研末纳鼻的），纳药鼻中而传十二经，还有急救卒中暴绝，用药吹耳通七窍等成功案例，有理有据，令人信服。

外治内治，理同法异

　　吴氏用外治法给人治病，获得了意想不到的效果。更可贵的是，他还将经验上升到理论的高度，并详加分析。《理瀹骈文》中提出："外治之理，即内治之理。外治之药，亦内治之药，所异者法耳。"意即中医治病，要掌握病因、病机，强调辨证，更要分析脏腑的阴阳、表里、虚实、寒热，然后才给予恰当的治疗。内治法如此，外治法亦如此。不能将外治法仅仅看作是局部用药，应当将其与内治法同等看待。外治法的遣方用药一定要以中医理论和药性理论为指导，外治法与内治法仅仅是给药方法与途径不同而已。他十分强调经络的作用，认为外治法是借助体表经络的运行，使药物透达到体内而发挥作用的；内治服药法是经口腔进入体内，通过脏腑经络布散于周身的，外治法"虽在外，无殊治在内也"。人体脏腑深藏于内虽不可见，但可通过经络与体表相连，又由于脏腑腧穴皆分布于背部，故外治背部腧穴即能达到调理内脏的效果，外治法与内治法治有"殊途同归"之妙。于是，他大力推行外治法。

熬制膏药

　　膏药古时叫做薄贴，多以植物油、铅丹为基质，经过熬制掺以其他药物而成，即熬者为膏，撮者谓药，膏为基质，固定不变，药则随治疗用途而灵活运用。根据基质的不同，膏药有黑膏、白膏、油膏、胶膏、松香膏、绿松膏、银黝膏、玉红膏之别，吴氏《理瀹骈文》所用膏药多为黑膏药。关于膏药的熬制，吴氏有着丰富的经验，对其制作过程阐述颇详："每干药一斤，约用油三斤或二斤半；鲜药一斤，约用油半斤或一斤。先浸后熬，熬枯后去渣，将油再炼至滴水成珠，称之，视前油约七折上下，每净油一斤，下炒黄丹六两收。盖膏蒸一回老一回，嫩则尚可加丹，老则枯而无力，且不能粘也。"强调制膏关键，在于防止膏的"嫩"及"老"。嫩则膏药太软，而黏性过强；老则膏药黏性小，易于脱落。适当的稠度是将油熬炼至滴一滴于冷水中时，油滴不在水面扩散。并述"膏成后将锅取起，俟稍温，以皮硝一二两，醋酒炖化，乘热加入，则膏黏……须搅千余遍令匀，愈多愈好，浸水中出火毒，瓦钵分储，勿使见风"。

开窍透骨，拔病外出

吴师机通过研究和创制膏药方剂，大大扩大了膏药治疗疾病的范围。并指出膏药治疗疾病，与汤药没有什么不同，若运用正确，能够很快取得疗效，即"膏药能治病，无殊汤药，用之得法，其响立应"。关于膏药的药物来源，一个重要途径就是将有效的内服汤药经过熬制成膏。但是，药物如何经过人体皮肤的屏障，使人体能够充分地吸收呢？吴氏开动脑筋，想到了一些办法，那就是借助有刺激性的、气味浓烈、有毒的中药材作为药引子，加入到膏药当中，通过发挥这些药物的引领作用，使其他药物直接到达疾病的老巢，起到治疗疾病的作用。经过多年的临床实践，他总结了膏药的两个作用特点："一是拔，一是截。凡病所结聚之处，拔之则病自出，无深入内陷之患；病所经由之处，截之则邪自断，无妄行传变之虞。"也就是说，膏药具有拔病邪从内而出和截断邪气向内深陷恶化的作用。由于膏药直接敷贴体表，作用于经络，而制作膏剂的药物中加入了气味较浓、辛香走窜极强的引经药物，通过渗透入皮肤，内传经络、脏腑，调气血，通经络，散寒湿，消肿痛，使疾病不会向深处发展，将邪气从体内拔出，起到了开窍透骨、拔病外出的作用。

膏方分类

一般而言，膏药之作用，热者易效，凉者次之，盖热性急而凉性缓的缘故。攻者易效，补者次之，盖攻药之力峻而补药之力缓。但临证凉药与补药并非不用，大热之症，则非凉药无以取胜。极虚之本，非补药则不能使气盛神安。除此之外，临证用膏药也可用从治之法。比如，热证而用热药者，是药力可因热得行的缘故，而热药又可引邪外出，故用之可以取效。虚证而可用攻药者，是有病当先去其病，不可以养痈为患，同时亦具有同气相感的效用，故虚人之体也能胜任。另有寒热并用、消补兼施诸法，于膏药中亦可以运用。温性膏药可与凉性膏药并用，补性之膏亦可与攻邪之膏同用等。吴师机创制了很多膏药，有一个膏药能治疗很多疾病，故起名为"通治膏"；也有专治一类病的膏药，叫"专主膏"。比如治疗上焦阳热证的清阳膏，治疗下焦寒湿证的散阴膏都是"通治膏"，还有治疗水肿的行水膏，治疗积食的肥儿膏等。

膏药贴法

对于膏药的使用方法，吴氏强调应根据病情不同而各异。如治太阳经外感，初起宜贴太阳、风池、风门、膻中穴，更用药敷天庭，熏头面、腿弯，擦前胸后背及两手心足心，分杀其势。其他诸经，均可依此原则以推广施用。若病在脏腑，则根据病位之所在，上贴心口，中贴脐眼，下贴丹田，或兼贴心俞与心口对应，命门与脐眼对应，足心与丹田对应。如属重症，酌情掺用药末以提高疗效。如属外科病，除用一膏药贴患处外，还应用一膏药贴心口以护其心，或用开胃膏以进饮食，助药力。这样可以代替内托之法，不必另外服药。热证多用清阳膏，如外感风热初起头痛者贴太阳和风门，内热兼贴膻中，夹食并贴金仙膏（又名开郁消积膏）；中焦郁结也可用金仙膏，贴胸口或脐上用于治疗气痛、腹痛、痢疾、疟疾等；下焦寒湿及风寒湿痹多用散阴膏。这三种膏药临床用量最大。

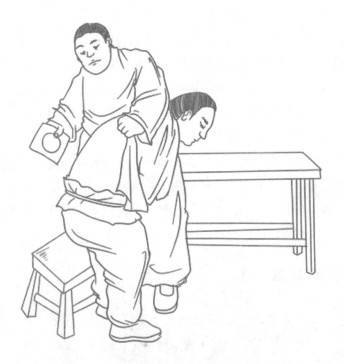

「外治宗师」吴师机

三焦分治

吴氏认为，病在人体之中，无非在上、在中、在下。而外治法应用于人体，亦不过治上、治中、治下。因此，吴氏依据三焦的三部分，给予不同的外治方法以治疗各种疾病，形成了三焦分治的用药法则。对于"上焦之病"，"以药研细末，搐鼻取嚏发散为第一捷法"。他认为取嚏之法具有同汗吐一样的功效。除此之外，上焦外治之法还包括涂顶、覆额、涂眉心、点眼药、塞耳法、擦颈项与肩法、扎指法、握掌法、敷手腕、涂臂法等。对于"中焦之病"，"以药切粗末炒香，布包缚脐上为第一捷法"。病在中焦，脾与胃也，用药敷脐上，药物通过脐中作用体内以达到调中的目的。对于"下焦之病"，"以药或研或炒，或随症而制，布包坐于身下为第一捷法"。病在下焦，肝肾之部，包括膀胱、胞宫、大小肠诸脏腑，应用坐法通过药物的作用，可就近到达下焦诸脏腑，从而达到治疗目的。

吴师机在中医外治法方面积累了丰富的经验，提出了外治法的理论基础，尤其在膏药的运用上更为熟练，成为中医历史上外治法运用与膏药运用的专家。当然，吴氏并不是唯外治论者，只是其在外治方面经验独到而已。

相关链接

1.《理瀹骈文》：外治法专著，又名《外治医说》，清代吴尚先著。初刊于同治四年（1865年）。此书详列古今医家外治之法并记录个人外治经验。

2. 三焦：中医藏象学说特有名词，六腑之一。位于躯体和脏腑之间的空腔，包含胸腔和腹腔，人体的其他脏腑器官均在其中，是上焦、中焦和下焦的合称，即将躯干划分为 3 个部位，横膈以上的内脏器官为上焦，包括心、肺；横膈以下至脐的内脏器官为中焦，包括脾、胃等内脏；脐以下的内脏器官为下焦，包括肾、大肠、小肠、膀胱。

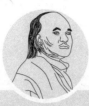

"自古无敌手"王士雄

王士雄（1808—1868），字孟英，号梦隐（一作梦影），又号潜斋，别号半痴山人，祖籍浙江海宁盐官，后迁居钱塘（今浙江省杭州市）。清代中医温病学家。关于王士雄的卒年，史料记述不详，说法不一，但据《浙北医学史略》记载："嘉兴已故中医张文冲述其先祖昔居淳溪，曾亲睹孟英，其人清瘦不伟，好学不倦，享寿61年，故其卒年当为1868年。"他毕生致力于中医临床和理论研究，对温病学说的发展作出了承前启后的贡献，对霍乱的辨证和治疗有独到的见解。他注重从实践中求得真知，平时诊务繁忙，积累了丰富的临床经验。由于生活在西学东渐的时代，他对当时传入的西方医学持开明态度，不抱门户之见。

发奋图强

王士雄的祖辈、父辈也都精通医学。曾祖王学权是一位名医，著有《医学随笔》二卷。在他14岁那年，父亲重病不起，临终前曾嘱咐他："人生天地之间，必期有用于世，汝识斯言，吾无憾矣。"父亲死后，他本想遵守家训钻研医学，但终因家境贫困，"厨无宿舂"而兼顾其他。为了一时生计，王氏于同年冬去婺州（今浙江省金华市）孝顺街佐理盐务。白天忙于工作，谋食养家，晚上"披览医书，焚膏继晷，乐此不疲"。此时的王士雄，身处逆境，学医之志愈坚。他终日苦心攻读，手不释卷，上自《内经》《难经》，下迄明清诸先贤著作，无不深究极研，并能博采众长，融会贯通。《海宁州志》称他"究心《灵》《素》，昼夜考察，直造精微"。经过3年的艰苦努力后，他终于在不经意间崭露头角。在1824年的夏天，身为王士雄上司的盐业主政周光远，在上厕所的时候，突然出了一身冷汗，口唇发白，躺在地上。周遭的下属立刻请来几位医生为周诊治，医生们诊断其为"中暑"，想用辛香开窍的方药，发散邪气。这时候，王士雄从人群之中走出来，诊得患者的脉象微软欲绝，这是阳气将脱的征象，这时如再用辛开的汤剂，必然加速患者阳气的亡失，致使患者难逃一死。因为这时的王士雄只有十七岁，周围的人都用怀疑的眼光看着他，医生们也大都笑话他年轻无知，开始刁难他。躺在一旁的周光远听到几位的争论，对自己的病情有了认识，认为王士雄言之有理，于是请他开处方。由于一时购药不及，王士雄碰巧带有一块老姜，嘱咐其他人马上去熬制成汤，然后，把姜汤给病人服下，周的病情立刻好转；接着他又用人参、黄芪、白术、甘草等固本培元的药物进行治疗，周光远的病终于好了，王士雄从此名声大振。

高风亮节

王士雄一生走南闯北，经治的病人绝大多数是劳苦民众，他著书立说，传播医学知识，广搜效方，以利僻壤贫民。遇瘟疫危疾，毫不畏惧，竭力图治。周光远曾说："孟英学识过人，热肠独具，凡遇危险之候，从不轻弃，最肯出心任怨以图之。"他诊治的病人不少是经其他医生治疗后无效而转来的，他绝不乘机诋毁前医以抬高自己。如郑九患疾，陈姓医生诊治后，汗出昏狂，精流欲脱，转招王士雄诊。王士雄说："此证颇危，生机仅存一线，亦斯人之阴分素亏，不可竟谓附、桂之罪也。"病家闻言大悦，说："长者也，不斥前手之非以自伐，不以见证之险而要誉。"他的高风亮节可见一斑。

半痴山人

《王氏医案》中记载，有一个叫石诵义的人患外感病，经多位医生的医治，病情反而日渐加重，延逾一月，才请王士雄诊治。王士雄一一阅读先前处方，说："惟初诊顾听泉先生用清解肺卫法，为不谬耳。其余温散升提，滋阴凉血，各有来历，皆费心思，原是好方，惜未中病。"于是他据证拟方，采用石膏为主药。次日复诊，病人父亲告知，病人不敢服用石膏。王士雄劝道："药以对病为妥，此病舍此法，别无再妥之方。若必以模棱迎合为妥，恐贤郎之病不妥矣。"第三天，王士雄又去了，患者诉说胸中觉有一团冷气，汤水都宜热喝，怎敢吃这石膏呢？王士雄耐心解释道，这是因为邪在肺经，清肃不行，津液凝滞，结成涎沫，盘踞胸中，气机窒塞，所以觉冷，宜服石膏之剂，泄热祛痰，冷感自除。患者半信半疑，等王士雄走后，听旁人说曾见有人石膏下咽其命随毙后，又犹豫了。第四天，王士雄又去了，只见群医议论纷纷，病人仍未服药，心情惶惑，其父求神拜佛，心慌意乱。王士雄本想与众医商榷，又怕节外生枝，贻误病情，于是就不谦让，援笔立案告诉众位医生，病人家方寸大乱，六神无主，为医者应该替他们着想，又将这个病的病因病机一一告知，其他医生见王士雄有此卓识，便纷纷告退。病人遂取王士雄开出的药煎服，三剂病告痊愈。因为此事，王士雄的朋友给他起了个外号叫半痴，他听后不仅不生气，反而觉得有趣。借此，他给自己取了个号，叫"半痴山人"。

勤于著述

王士雄一生勤于著述，给后人留下了大量富有学术价值的医学文献。《随息居重订霍乱论》《温热经纬》《随息居饮食谱》《归砚录》《潜斋医话》和《王氏医案》等都是他的著作。清道光年间，江浙一带霍乱流行，王士雄不避秽恶，尽力救治，并于1838年写就《霍乱论》书稿。1862年，他旅居沪地，经历了霍乱猖獗的时期之后，将原书重订，更名为《随息居重订霍乱论》，精心阐发前人有关理论，辑集生平经验，议病情，论治法，附医案，创新方，对霍乱的病因、病机、辨证、防治作出了系统论述。曹炳章评价其书"实为治霍乱最完备之书"。《潜斋医话》多属临证心悟，有不少独到见解。他的医案记录详细，理法方药完备，深为医林所推崇。1855年10月，王士雄携眷回到浙江盐官，赁屋而居。他感叹自父死后，即携一砚，游于四方，荏苒30年，此时仅载一砚归籍，而先前游医时多有所录，乘归里之际，进行了整理，题曰《归砚录》（成书于1857年）。该书评述前贤，更着眼于启迪后学，既介绍了自己的临床经验，又博采诸家之长，很有实用价值。

食借药威，药助食性

由于生活在社会底层，王世雄深知民众的疾苦。"饮食失宜，或以害身命"，他观察到一般百姓得病，有许多都是因为饮食不得法而导致的。于是，他在1861年编著了《随息居饮食谱》一书，详细地讲述了330多种药食的性能和治疗作用，载述了许多民间食疗便方，这部食疗专著，是依据普通百姓的生活起居而设立的较为系统的食品营养和食疗专书。书中认为以食代药"处处皆有，人人可服，物异功优，久服无弊"。如对伤津液的病人，主张大量频频进梨汁、蔗汁，以其凉甘之性味以达到救阴养阴之目的。他称梨汁为"天生甘露饮"；甘蔗汁为"天生复脉汤"；西瓜汁为"天生白虎汤"等。他曾治一得温病患者，前医先误用温散，继误用温补，病情日益加重。王氏依据病史，除用清热化痰药外，让患者每天吃梨数十个，吃了十多天后患者胸腹顿舒，黄苔尽退。还有一个叫庄晓村的患了疟疾，是因为暑热引发，却误服姜枣汤三日，导致疟疾发作，病情急剧恶化，出现目赤狂言，汗如雨下，脉洪滑无伦，舌深黄厚燥。王氏让患者家人取西瓜一个，任由患者吃掉，又从白虎汤的组方原则出发，用生石膏一两六钱，患者的疟疾病很快就好了。他在疾病的治疗过程中，他常选择食物配合成适当方剂，用以提高疗效。如以橄榄、生萝卜组成"青龙白虎汤"治疗喉证；以生绿豆、生黄豆、生黑大豆（或生白扁豆）组成"三豆饮"以治痘证、疮疡、泄泻、明目、消痔。还有以漂淡的海蜇、鲜荸荠合为"雪羹汤"，以猪肚、莲子配成的"玉芩丸"等。由此看出，他的食疗经验十分丰富，或以食疗为主，或以食疗配合药效，食借药威，药助食性，常常取得较满意的疗效。

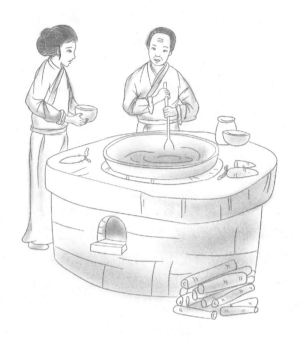

学术论争

关于暑气，在王士雄之前，许多医家都认为暑中必兼湿。而他则认为，暑与湿，一为天气，一为地气，迥然二气，虽易兼感为病，但绝不能因此说暑中必定有湿，他强调："论暑者，须知为天上烈日之炎威，不可误以湿热二气并作一气始为暑也，而治暑者，须知其挟湿为多焉。"他认为暑即热，同属于阳，两者同气，但以热之微甚为异。他的这个解释澄清了人们对暑的属性的一些模糊认识。据临证所见，暑病具有时令季节的特征，有因野外劳作感受暑邪而得，也有因避暑反被寒伤所致，前人曾立阴暑、阳暑之名加以区别，其初衷是为了区别施治，无可非议，但取名不当，概念不清，往往造成误解，混乱投药。针对这一客观实际，王士雄明确指出，暑性纯阳，绝不能冠以"阴"字。前人所谓"阴暑"者，实际指的是夏月伤于寒湿，不能属于暑病的范畴。他以严谨的态度明确了夏季暑气的性质和概念，并对其造成的疾病进行了正确辨治，这在中医临床治疗上有着实际的意义。

正本清源

自汉代中医就有霍乱病名，概称吐泻一类病证。自19世纪20年代真性霍乱的传入，两者概念常多混淆。王士雄主张明辨细析，区别施治。他认为霍乱有时行的真性霍乱和寻常的吐泻霍乱之分，前者多属热霍乱，后者则属寒霍乱。寒霍乱是一般六气为病，阴阳二气乱于肠胃而成；热霍乱则是一种"臭毒"疫邪为患，由于暑秽蒸淫、饮水恶浊所致。他在研究中发现，温病特别是霍乱等病的发生与环境、水源、和饮食不洁有密切的关系。江浙一带地势坦夷，支河万派，而居民饮食濯秽，共用一水，尤其是暑月旱年，热毒蕴蓄，为害更烈，故多霍乱、疟疾、痈疡诸疾。特别是在当年的上海，他亲眼看见商舶群集，人烟繁萃，地多燠热，室庐稠密，秽气愈盛，附郭之河藏垢纳污，因而导致霍乱疫疠流行。有鉴于此，他力倡疏通河道，毋使积污，广凿井泉，毋使饮浊。湖池广而水清，自无藏垢纳污之所，秽浊之源无由滋生，井泉多而甘冽，以为正本清源之计。王氏主张饮雨水、雪水，贮水以备用等措施。他在刊行《重庆堂随笔》时详细介绍了审水源、定井位、凿井、试水美恶、验水质好坏等方法。同时倡用药物来净化水液，主张于夏秋季节，将白矾、雄精置井中，解水毒辟蛇虺；将降香、菖蒲投缸内，去秽解浊。提出以枇把叶汤代茗，可以杜绝一切外感时邪，方法简便易行，至今仍为民间所习用。他曾认为田螺能澄浊，宜蓄水缸，这是用生物净化水质的良好方法。他还提倡改善室内外卫生条件，曾说"住房不论大小，必要开窗通气扫除洁净。设不得已而居市廛湫隘之区，亦可以人工斡旋几分，稍留余地，以为活路"。他认为夏秋之际湿热蒸腾，室内多秽，可焚大黄、茵陈等药，以去秽辟浊，预防疾病。

在注意饮水卫生、环境卫生的同时，他还主张节饮食，忌厚味，戒醇酒，宜进清淡饮食以保护脾胃功能，这对预防夏秋季胃肠道传染病，无疑是一项重要的措施。

相关链接

《随息居饮食谱》：食疗养生著作。清代王士雄（孟英）撰，成书于清咸丰十一年。共收载饮食物369种，分水饮、谷食、调和、蔬食、果实、毛羽、鳞介7类。

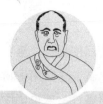

"衷中参西"张锡纯

　　当代著名医学家余瀛鳌先生说："在十九世纪的上半叶，中医界没有任何一个人的影响能够和他相比，他的影响是十分巨大的。从那以后，中医界再也没有出现过类似的人物。"这个人就是张锡纯。

　　张锡纯（1860—1933），字寿甫，河北省盐山县人，中西医汇通学派的代表人物之一。他自幼受传统文化熏陶，读书之余跟随父亲学习医学。上至《黄帝内经》《伤寒论》，下至历代各家之说，无不披览。他还曾是盐山县唯一可教代数和几何学的教员。由于生活在清代动乱年代，受到西学东进，废科举，兴学校思潮的影响，遂在潜心医学之时，他萌发了衷中参西的思想，而前后十余年的读书、应诊过程也使他的学术思想趋于成熟。1911年，他应德州驻军统领之邀任军医正，从此开始了专业的行医的生涯。1918年，他受聘到奉天（今辽宁省沈阳市），在大东关开办立达中医院，并担任院长，提倡中西医合作。1928年，他定居天津，创办了国医函授学校。他的一生除了孜孜研究医学外，还培养了不少中医人才。他与江西陆晋笙、杨如侯、广东刘蔚楚同负盛名，称为"四大名医"。他还和慈溪张生甫、嘉定张山雷齐名，被誉为海内"名医三张"。他的代表性著作《医学衷中参西录》被后人称之为"医书中第一可法之书"。该书还是当时中医教育的重要参考书，"近时各省所立医学校，多以此书为讲义"。在他生前，此书曾分期刊行，流传颇广，备受当时医学界的推崇与欢迎。

张氏一生桃李满天下。他的弟子如隆昌周禹锡，如皋陈爱棠、李慰农，通县高砚樵，祁阳王攻醒，深县张方舆，天津孙玉泉、李宝和，辽宁仲晓秋等均为一方名医。私淑其学问者也不可胜计，当时国内名中医如汉口冉雪峰、嘉定张山雷、奉天刘冕堂、泰兴杨如侯、香山刘蔚楚、慈溪张生甫、绍兴何廉臣等均常与张锡纯讨论学术，为声气相孚之挚友。

大师风范

大凡名医，不唯医术精湛，而且医德高尚。《医学衷中参西录》自序写道："人生有大愿力，而后有大建树。一介寒儒，伏处草茅，无所谓建树也，而其愿力固不可没也。医虽小道，实济世活人之一端，故学医者以身家温饱计则愿力小，为济世活人计则愿力大。"表明他投身医学济世活人的夙愿。张氏一生生活俭朴，治学不辍。虽至晚年，每为人合药饵，必躬自监制；修订著作及复信答疑不肯假手他人之手。他还力辟"医不叩门"之说，每次遇疑难重证，辗转筹思，查考书籍，不顾年老，哪怕是半夜也要亲赴病家医治。再或者病入膏肓，他也要竭尽全力，不肯稍有懈怠。他一生不置产业，自奉甚俭，日常业务仅足维持生计。1913年，黄河泛滥，有一灾区孤儿流落至大名，病饿垂危，张氏携其至寓所救活。因不知其乡贯里居，即收为义子，取名张俊生。俊生成人后，张氏又为其成家立业，帮他谋生于天津。在他临终前，得知义子为河南滑县卢姓，于是给他改名卢俊升，让其认祖归宗。他的大师风范被后人称颂，医界称其为"执全国医坛之牛耳者""近代中医第一人"。

"衷中参西"张锡纯

医学实验

因为汇通中西医的思想，张锡纯找到了全新的治学观点和方法。第一是抛弃崇古泥古、固步自封的观点，敢于创新，不全于故纸中求学问。他认为从文献出发汇通中西医基本理论，并不足以解决当时的临床问题。这方面的与古为新主要得益于他的第二种观点和方法，即反对空谈的观点，崇尚实验方法。《医学衷中参西录》中的重要方法所附医案多达数十例，重要论点在几十年临证和著述中被反复探讨，反复印证，不断深化。如为了研究小茴香是否有毒，他不耻下问于厨师。对市药的真伪，博咨周访，亲自监制，务得其真而后已。他曾反复尝试总结出山茱萸救脱，人参、黄芪利尿，白矾化痰热，代赭石通肠结，三七消疮肿，水蛭散癥瘕，硫黄治虚寒下利，蜈蚣、蝎子定风消毒等，充分发扬了古人学说，扩大了中药效用，可谓前无古人。

衷中参西

清末民初，西学东渐，西医学在我国流传甚快。此时的张锡纯正值壮年，开始学习"西人西书"。他在《医学衷中参西录》中说："年过三旬始见西人医书，颇喜其讲解新异多出中医之外，后又十余年，乃知西医新异之理，原多在中医包括之中。""医学以活人为宗旨，原不宜有中西之界限存于胸中，中西医学各有所长，也各有所短，应摒弃疆域之见，取长补短，归于一是。"所谓衷中参西，就是试图以中医为主体，沟通中西医以发展祖国医学。他从理论到临床，从生理到病理，从诊断到用药，进行了全面尝试。他用药喜欢取西药之所长以补充中医之不足。他的著作足以见其良苦用心。衷中者，根本也，不背叛祖宗，同道无异议，是立业之基；参西者，辅助也，借鉴西医之长，师门无厚非，为发展之翼。针对当时中西两医互不合作的现象，张氏主张："西医用药在局部，是重在病之标也；中医用药求原因，是重在病之本也。究之标本原宜兼顾。由斯知中药与西药相助为理，诚能相得益彰。"

石膏先生

张锡纯认为石膏性凉而能散，有透表解肌之力，为清阳明胃腑实热之圣药，无论内伤、外感使用都有效，其他脏腑有实热者使用也有效。《神农本草经》中说石膏微寒，其寒凉之力远逊于黄连、龙胆、知母、黄柏等药，而其退热之功效则远胜于其他药。他通过亲身实践后，得出了与《本经》一致的结果。石膏质地重，7～8钱不过一大撮，而其性只不过是微寒的，他主张用生石膏治外感实热，轻症也要用到一两左右，若实热炽盛，则要用到4～5两，或7～8两，可以单用，也可以和其他药同用。张锡纯的大儿子张荫潮七岁的时候，患感冒风寒，发烧四五天不退，舌苔黄而带黑。儿子嫌药苦，张锡纯强迫其喝药，儿子却把药都吐了出来。于是他单用生石膏两许，煎取清汤，让儿子分三次趁热喝下后，其发热程度明显减轻。他又煎生石膏2两，让儿子慢慢趁热喝下，儿子的烧又退了不少。于是，他又煎生石膏3两，和前面一样煎服，终于治好了儿子的病。他视"石膏为寒温实热证之金丹""为寒温第一要药""为救颠扶危之大药"，为"退外感实热，诚为有一无二之良药""为药品中第一良药，真有起死回生之功"。他临证用石膏，轻则两许，重则数两，但是每次都收获捷效，故乡中有"石膏先生"之称。

阿司匹林配石膏

他曾作"阿司匹林石膏汤"，这是中西医汇通的证明之一。他说："石膏之性，又最宜与西药阿司匹林并用。盖石膏清热之力虽大，而发表之力稍轻。阿司匹林味酸性凉，最善达表，使内郁之热由表解散，与石膏相助为理，实有相得益彰之妙也。"再有治阴虚发热、肺痨，用醴泉饮送服阿司匹林；治肺病发热，以安替匹林代石膏发汗；治癫痫，用西药镇静剂与中药清火、涤痰、理气之品配伍；治梦遗，加溴化钾或水合氯醛以增加镇脑安神之功，如此这般的用药经验，举不胜举。阿司匹林是一种白色结晶或结晶性粉末，水溶液呈酸性，是一种解热镇痛的西药，对缓解轻度或中度疼痛，如牙痛、头痛、神经痛、肌肉酸痛及痛经效果较好，也用于感冒、流感等发热疾病的退热，治疗风湿痛等。张锡纯开创性地将石膏和阿司匹林配合在一起使用，治疗周身壮热、心中热而且口渴、舌上苔白欲黄、其脉洪滑的热证病人，疗效甚好。此汤的服法是先用白蔗糖冲水，送服阿司匹林。再将石膏煎汤一大碗，待周身正出汗时，趁热将石膏汤饮下三分之二，以助阿司匹林发表之力。等到汗出之后，过两三个小时，如果烧没有退干净，可将剩下的石膏汤趁热服下。如果药服完后烧还没有退干净，就单用生石膏煎汤，或少加粳米煎汤，慢慢趁热喝，把烧退净，不用再服阿司匹林。

大气下陷

张锡纯撰述了很多有创见性的文章，如对《内经》"其大气之抟而不行者，积于胸中，贯膈络肺，出于左乳下，其动应衣，脉宗气也。出于喉咙，以贯心脉，而行呼吸焉"，他认为这是指"大气"的生成、部位、作用。并理解《内经》中"大邪"入于脏腑不病而卒死的实质，是入脏腑的"大气"，不是"大邪"，创立大气下陷证治说。对于大气下陷证，《医学衷中参西录》认为，此病病因是劳力过度、久病和误用药物导致的。而大气的功能是主司呼吸，支持全身，振作精神。如果大气虚陷，发病急的人会突然死亡。而那些发病速度较为缓慢的人，常常可以见到呼吸不利、时时酸懒、精神昏聩、脑力体力不足。大气下陷证的临床表现复杂，"种种病状，诚难悉数"，兼症繁多，有小便不禁、身冷、消食、疝气等，虽表现各异，但其原因相同，均是大气失其位而下陷，无其所司，是以失其保护，斡旋无功。宗而其症冗杂，所以大气下陷的脉象成为其辨证之关键，即沉迟微弱，关前尤甚。其剧者，或六脉不全或参伍不调，脉细如丝等。

升陷汤

张锡纯根据大气下陷的病因病机、临床表现和兼证，创制了升陷汤。该方以黄芪为主药，该药"性温，味微甘，能补气，兼能升气，善治胸中大气下陷，为其补气之功最优，故推为补药之长"。张锡纯提到："升陷汤，以黄芪为主者，因黄芪既善补气，又善升气，且其质轻松，与胸中大气有同气相求之妙用，惟其性稍热，故以知母之凉润者济之；柴胡为少阳之药，能引大气之陷者自左上升；升麻为阳明之药，能引大气之陷者自右上升；桔梗为药中之舟楫，能载诸药之力上达胸中，故用之为向导也。至其气分虚极者，酌加人参，所以培气之本也；或更加萸肉，所以防

『衷中参西』张锡纯

气之涣也。至若少腹下坠或更作疼，必需升麻之大力者以升提之，故又加升麻五分或倍作二钱也。方中之用意如此，至随时活泼加减，尤在临证者之善变通耳。"

对 药

张锡纯着重指出用药配伍原则："取其药性化合，借彼药之长，以济此药之短。"如代赭石配茵陈，镇舒并用顺肝性。张氏首创治疗类中风的名方镇肝熄风汤，方中重用代赭石，虽能挽急重症于危难之际，全活甚众，然亦有初服药而转觉气血上攻使病情加剧者，或有服之，周身大热，汗出如洗。张氏反复揣摩，恍然大悟。肝为将军之官，中寄相火，喜条达而恶抑郁，用药强制之，是激动其所寄之相火，而起反动力也，故使病情加重，而于方中加入茵陈二钱，"服后即安然矣"。代赭石虽具镇肝降胃降冲之特长，然其质重下达，镇降猛烈，于肝性不利；而配以茵陈，则能制赭石遏肝之弊，认为茵陈秉少阳初生之气，凉而能散，既善清肝胆之热，兼理肝胆之郁，最能顺肝木之性，善升肝气而不至过于升提，是将顺肝木之性使之柔和，不至起反动力。二者配伍，既镇肝降胃降冲，又能柔顺肝性，顾及肝之特性，因势利导。如此两药的配伍，不胜枚举。

相关链接

升陷汤：中医方剂名。主治胸中大气下陷，气短不足以息，或努力呼吸，有似乎喘，或气息将停。